Prof. Rainer Dierkesmann/Marion Zerbst

Allergien sind heilbar

Prof. Dr. med. Rainer Dierkesmann
Marion Zerbst

Allergien sind heilbar

Xolair® – das neue Antiallergicum

Ratgeber Ehrenwirth

Dieses Buch soll Ihnen helfen, gesund zu leben.
Es kann kein Ersatz für die Untersuchung
und den Rat einer erfahrenen Ärztin oder eines Artztes sein,
insbesondere wenn Sie krank sind.
Suchen Sie deshalb unbedingt
eine Ärztin oder einen Arzt Ihres Vertrauens auf,
wenn Sie das Gefühl haben,
Sie sind nicht gesund.

Bildnachweis: CEGLA GmbH (S. 37), Scherax Arzneimitel GmbH (S. 23),
WZ Media (S. 8, 10, 11, 12, 15, 17, 19, 21, 28, 29, 32, 42, 74, 82)

ISBN 3-431-04033-0

Internet: http://www.ehrenwirth.de

Umschlag: Rainald Schwarz, München
Umschlagfotos: Getty Images, Deutschland
Druck: Fotolito Longo, Bozen
Printed in Italy
Redaktion: Werner Waldmann
DTP: Karolina Stuhec Meglic
Korrektur: Andrew Leslie
Eine Buchproduktion von MediText, Stuttgart

Inhalt

Vorwort

Allergien sind auf dem Vormarsch: Immer mehr Menschen leiden unter allergisch bedingtem Asthma. Doch zum Glück gibt es hierfür heute so gute Behandlungsmöglichkeiten, dass die meisten Menschen sich mit dieser Erkrankung ohne nennenswerte Einschränkung ihrer Lebensqualität und Leistungsfähigkeit „arrangieren" können. Voraussetzung ist allerdings, dass die erforderliche Therapie konsequent eingehalten wird. Hier ist die aktive Mitarbeit des Patienten gefordert.

In diesem Buch erfahren Sie alles, was Sie über Ihre Erkrankung wissen sollten: wie Asthma und Allergien entstehen, was dabei in Ihrem Körper vor sich geht, welche Untersuchungen der Arzt durchführt und wie Sie „Ihrem" Allergen auf die Spur kommen. Besonders ausführlich wird auf die Behandlung von Asthma eingegangen: wie aussichtsreich eine Hyposensibilisierung ist, welche Asthma-Medikamente für Sie am besten geeignet sind, was für neue Arzneimittel es auf dem Markt gibt, wie Sie Asthma-Anfälle selbst zu Hause behandeln können – und vor allem, wie man solchen Situationen vorbeugen kann, damit es möglichst selten dazu kommt.

Sehr wichtig ist gerade für Sie auch der Umgang mit Ihrer Erkrankung im Alltag. Denn als Allergiker müssen Sie besondere Vorsichtsmaßnahmen ergreifen, um Ihrem Allergen, das bei Ihnen die asthmatischen Beschwerden auslöst, so gut wie möglich aus dem Weg zu gehen. Durch die richtige Wohnungseinrichtung und eine wohlüberlegte Freizeit- und Urlaubsgestaltung können Sie Ihre Allergenbelastung auf ein Minimum verringern. Auch hierzu bietet dieses Buch zahlreiche Empfehlungen für alle wichtigen Allergen-Arten: von der Schlafzimmersanierung bei Hausstauballergie bis hin zu Praxistipps für Tierhaar-, Schimmelpilz- und Nahrungsmittelallergiker.

Auch auf das Thema Berufswahl gehen wir in unserem Buch ausführlich ein – denn um hinterher keine unangenehmen Überraschungen zu erleben, müssen Allergiker und Asthmatiker sich möglichst frühzeitig Gedanken über die Wahl eines für sie geeigneten Berufs machen und Informationen darüber einholen. Und natürlich erfahren Sie auch, was Sie tun können, um Ihre Krankheit psychisch zu bewältigen – von Entspannungstechniken über Asthma-Schulungen und Selbsthilfegruppen bis hin zur psychotherapeutischen Behandlung –, und was Sie als AsthmatikerIn beim Sport, auf Reisen und in der Schwangerschaft beachten müssen.

Sehr häufig sind auch Kinder von dieser Erkrankung betroffen. Wenn der Arzt bei Ihrem Kind die Diagnose „Asthma" stellt, so ist das kein Grund zum Verzweifeln; denn bei vielen Kindern legen sich die asthmatischen Beschwerden im Lauf der Pubertät. Wichtig ist natürlich auch und gerade bei Kindern die richtige, konsequent durchgeführte Behandlung, um einer bleibenden Schädigung der Atemwege vorzubeugen. Daher ist dieses Buch nicht nur ein Ratgeber für Asthma-Patienten selbst, sondern auch ein unverzichtbarer Begleiter für Eltern asthmakranker Kinder. Es erteilt Ratschläge für alle Situationen: von den Behandlungsmöglichkeiten bis hin zu Schule, Freizeitaktivitäten und Sport.

Rainer Dierkesmann
Marion Zerbst

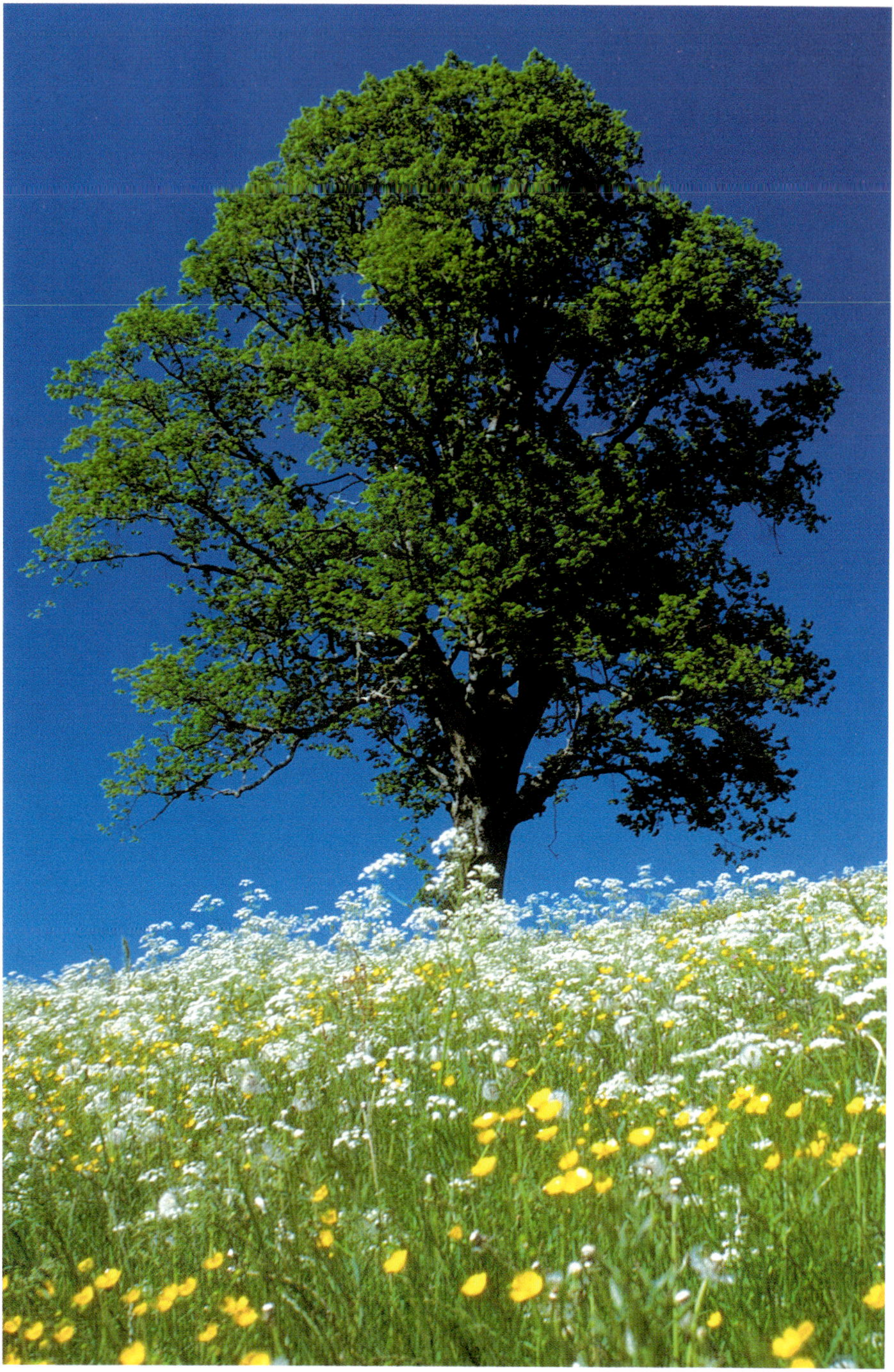

1 Wie entsteht allergisches Asthma?

Beim Asthma handelt es sich um eine chronisch-entzündliche Atemwegserkrankung, die durch anfallartig auftretende Atemnot, verbunden mit Husten, gekennzeichnet ist. Meist beginnt ein Asthmaanfall mit quälendem, trockenem Reizhusten. Dann kommt Atemnot hinzu; der Patient atmet heftig und keuchend und hat ein Engegefühl in der Brust. Vor allem das Ausatmen fällt ihm schwer. Dabei ist ein charakteristisches pfeifendes, manchmal auch brummendes Geräusch zu hören – das so genannte Giemen. Schließlich hustet der Patient – häufig unter großer Mühe – glasigen, zähen Schleim ab. Der Schweregrad solcher Asthmaanfälle kann sehr unterschiedlich sein – von leichter Atemnot bis hin zu lebensbedrohlichen Erstickungsanfällen. Begleitend treten häufig Herzklopfen, Schweißausbrüche, Unruhe und Angst – oft sogar Todesangst – auf.

Asthma = anfallartig auftretende Atemnot, verbunden mit Husten

Die Erkrankung ist keineswegs selten: Rund 10 % aller Kinder und ungefähr 5 % aller Erwachsenen leiden an Asthma.

! Manchmal ist trockener Husten (vor allem nachts) ein Frühsymptom einer Asthmaerkrankung. Deshalb sollte man chronischen Husten nie auf die leichte Schulter nehmen, sondern vom Arzt abklären und behandeln lassen.

Was passiert bei einem Asthmaanfall?

Ein Asthmaanfall ist für alle Beteiligten – den Betroffenen selbst ebenso wie Partner, Eltern oder sonstige Angehörige – ein beängstigendes Ereignis. Doch Panik ist gerade hier fehl am Platz, denn sie verschlimmert die Atemnot des Patienten. Daher ist es gerade für Asthmatiker so wichtig zu wissen, was bei einem Asthmaanfall in ihrer Lunge und ihren Bronchien passiert und wie sie einem solchen Anfall am besten begegnen können.

Um das zu begreifen, muss man sich zunächst einmal Aufbau und Funktion unserer Atemwege vor Augen halten.

Unsere Atemwege – ein perfekt funktionierendes System

„Atemwege“ ist der Oberbegriff für alle Teile unseres Körpers, durch die Atemluft in die Lungen gelangt und wieder hinausbefördert wird. Dazu gehören Nase und Nasennebenhöhlen, Rachenraum, Luftröhre, Bronchien und Bronchiolen.

Über Nase oder Mund gelangt die Atemluft in die Luftröhre, die Bronchien und schließlich in die Lungen, wo der Gasaustausch stattfindet.

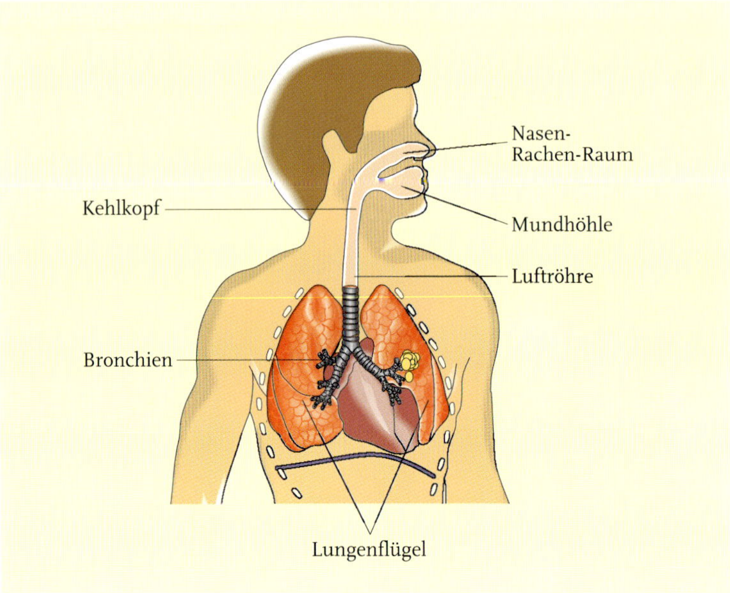

Wenn wir einatmen, strömt die Luft entweder durch den Mund oder durch die Nase über die Luftröhre, einen über 1 cm dicken Schlauch aus Knorpelringen, in die Bronchien und schließlich weiter in die Lunge. Die Bronchien kann man sich als ein System von Röhren vorstellen, die sich immer weiter verzweigen und verästeln. Zunächst zweigt von der Luftröhre auf der rechten und der linken Seite jeweils ein Hauptbronchus ab, der sich in zahlreiche immer kleinere Nebenbronchien aufspaltet. Die feinsten Verästelungen der Bronchien, die nur noch einen Durchmesser von ungefähr 0,25 mm haben, werden als Bronchiolen bezeichnet. Die Bronchiolen münden in die Lungenbläschen, in denen der Gasaustausch stattfindet: Hier tritt der lebensnotwendige Sauerstoff aus der Atemluft ins Blut über. Das Kohlendioxid, das die Körperzellen ans Blut abgegeben haben, geht wiederum in die Luft über, die wir ausatmen. Zu diesem Zweck sind die Lungenbläschen von vielen feinen Blutgefäßen, den Kapillaren, umgeben. Im Blut wird der Sauerstoff chemisch an den Farbstoff unserer roten Blutkörperchen, das Hämoglobin, gebunden und in alle Körperzellen transportiert, wo er zur Energiegewinnung und für andere biochemische Prozesse benötigt wird, die in unserem Körper ablaufen.

Jeder Mensch besitzt ca. 300 Millionen Lungenbläschen.

Alle Atemwege – von der Nase bis hin zu den Bronchiolen – sind von einer Schleimhaut überzogen, die eine sehr wichtige Funktion erfüllt: Sie reinigt die Atemluft und wehrt Schadstoffe und Krank-

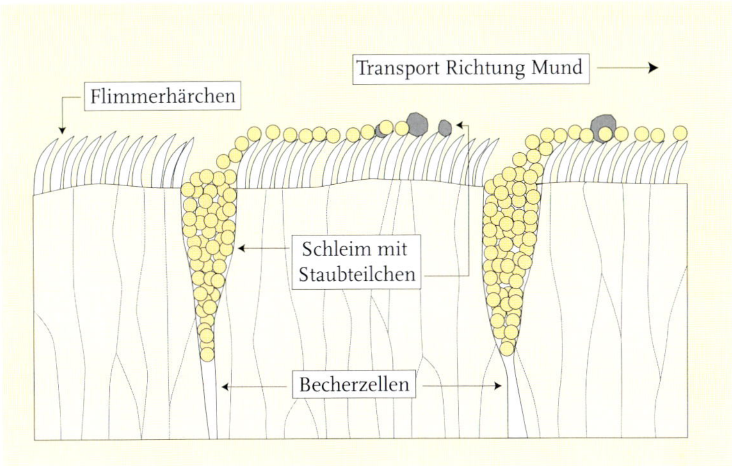

Drüsen in der Schleimhaut unserer Atemwege produzieren Schleim, an dem Schmutzteilchen und Krankheitserreger aus der Atemluft haften bleiben. Feine Flimmerhärchen transportieren diese „Eindringlinge“ dann in Richtung Kehlkopf und Mund, wo sie abgehustet oder ausgespuckt werden können.

heitserreger ab, die mit der Luft in unseren Körper eindringen. Auf der Oberfläche der Schleimhaut sitzen nämlich unzählige feine Härchen, die so genannten Flimmerhärchen, die sich in einem bestimmten Rhythmus in Richtung Kehlkopf bewegen. Ihre Aufgabe ist es, Viren, Bakterien, Staubpartikel und sonstige Schmutzteilchen aus den Bronchien hinauszubefördern. Der von der Schleimhaut ständig produzierte Schleim sorgt dafür, dass diese Fremdkörper haften bleiben. Außerdem enthält er körpereigene Abwehrstoffe gegen Viren und Bakterien. Ohne diese eingebaute Schutzfunktion unserer Atemwege würden wir wahrscheinlich ständig krank werden, da in jedem Atemzug, den wir tun, viele Krankheitserreger enthalten sind. Gleichzeitig wird die Atemluft durch den Kontakt mit den Schleimhäuten auch angewärmt und befeuchtet.

Asthma: Atemnot macht das Leben zur Qual

Normalerweise ist uns der Vorgang des Einatmens, der über bestimmte Muskeln (Zwerchfell und Zwischenrippenmuskeln) abläuft, gar nicht bewusst. Nur bei Atemwegserkrankungen wie beispielsweise dem Asthma kommt uns schmerzlich zum Bewusstsein, dass das reibungslose Ablaufen dieses Prozesses keineswegs eine Selbstverständlichkeit ist. Denn wenn die Atemwege nicht frei sind, wird jeder Atemzug zur Qual. Unsere Bronchien und Bronchiolen sind von Muskeln umgeben, die ebenfalls eine wichtige Schutzfunktion ausüben: Sie ziehen sich zusammen, wenn Gase oder andere Fremdstoffe in sie eindringen, und verengen auf diese Weise unsere Atemwege. Dieser Vorgang wird von zwei Nerven gesteuert, die zu unserem vegetativen Nervensystem gehören: dem Sympathikus und dem Vagus oder Parasympathikus. Dieses Nervensystem ist nicht unserem Willen unterworfen; es steuert automatisch ablaufende Vorgänge in unserem Körper wie beispielsweise die Tätigkeit unserer Organe, Blutgefäße und Drüsen.

Der Vagus veranlasst die Bronchien dazu, sich zu verengen, während der Sympathikus die Bronchialmuskulatur erschlaffen lässt, sodass die Bronchien sich erweitern.

Verkrampfung der Bronchien + Schleimhautanschwellung + vermehrte Schleimbildung = Asthmaanfall

Bei einem Asthmaanfall kommt es nun zu einer krampfhaften Verengung der Bronchien und Bronchiolen, ohne dass ein zwingender Grund (beispielsweise schädliche Gase, die nicht eingeatmet werden dürfen) dafür verantwortlich wäre. Die Muskeln der Bronchien verkrampfen sich (ein Vorgang, den man als Bronchospasmus bezeichnet), sodass die Lichtung (der Durchmesser) der Atemwege verengt wird. Gleichzeitig schwillt aufgrund einer Entzündung die Schleimhaut der Bronchien an und die Schleimzellen sondern vermehrt zähen, glasigen Schleim ab, der sich nur mit Mühe abhusten lässt.

Alle drei Vorgänge verengen die Atemwege so sehr, dass dem Patienten das Atmen – vor allem das Ausatmen – schwer fällt. Beim Ausatmen ist dann ein charakteristisches brummendes oder pfeifendes Geräusch – das so genannte Giemen des Asthmatikers – zu hören, das dadurch zustande kommt, dass die Atemluft gegen den Widerstand dieser verengten und durch Schleim blockierten Atemwege ausgeatmet werden muss. Bei einem schweren Asthmaanfall sind die Atemwege fast völlig verlegt und es besteht Erstickungsgefahr. Der Sauerstoffgehalt im Blut fällt ab, was wiederum zu einer Erhöhung des Herzschlags und des Blutdrucks führt.

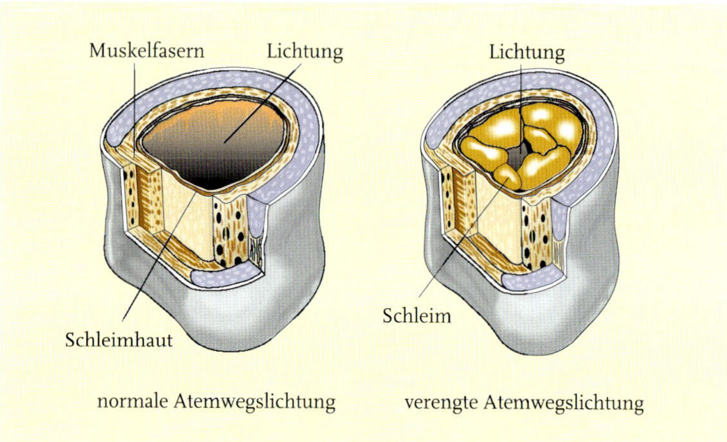

Beim Gesunden ist der Durchmesser der Bronchien und Bronchiolen weit genug, um die Atemluft problemlos passieren zu lassen. Bei einem Asthmaanfall dagegen sind die Bronchien verengt.

Was ist nun die Ursache für diese anfallsweise auftretende Verengung der Bronchien und Bronchiolen? Allen Asthmatikern gemeinsam ist, dass sie an einem überempfindlichen Bronchialsystem leiden. (In der Fachsprache bezeichnet man dies als „bronchiale Hyperreagibilität".) Das heißt: Auf Reize, die einem gesunden Menschen überhaupt nichts ausmachen (beispielsweise kalte Luft, Staub, Zigarettenrauch, Abgase oder auch körperliche Belastung) reagieren Asthmatiker überempfindlich. Solche Reize können bei ihnen einen Asthmaanfall auslösen.

Wenn die Beschwerden zum Dauerasthma werden

Zwar handelt es sich beim Asthma nicht um eine Erkrankung der Lunge, sondern um eine Atemwegserkrankung, genauer gesagt um eine Erkrankung der Bronchien. Wenn ein Asthma jedoch längere Zeit besteht und nicht (oder nicht richtig) behandelt wird, kann es durchaus auch die Lungen in Mitleidenschaft ziehen.

Beim Dauerasthma sind Lebensqualität und Leistungsfähigkeit sehr stark beeinträchtigt.

Typischerweise tritt Asthma nur anfallsweise auf; zwischen den Asthmaanfällen gibt es immer wieder kürzere oder längere beschwerdefreie Phasen. Bei vielen Patienten gehen diese Anfälle jedoch früher oder später in ein Dauerasthma über: Die Beschwerden nehmen an Stärke und Häufigkeit immer mehr zu, die „Ruhepausen" zwischen den einzelnen Anfällen werden immer kürzer, bis schließlich ein Dauerasthma besteht. Wenn es erst einmal so weit gekommen ist, sind die Atemwege meistens bereits irreversibel geschädigt.

Beim Asthma liegt nämlich eine chronische Entzündung vor, die die Bronchialschleimhaut und die für die Abwehr von Infekten und Fremdkörpern so wichtigen Flimmerhärchen zerstört. So können vermehrt Allergene und Krankheitserreger in die Atemwege gelangen, ohne durch den Schleim wieder hinaustransportiert zu werden, wie dies bei einem Menschen mit gesunden Atemwegen der Fall ist. Die Folge: Asthmatiker erkranken häufiger an Infektionen der Atemwege.

Auch Allergene können leichter in die geschädigte Bronchialschleimhaut eindringen und dort immer wieder aufs Neue allergische Reaktionen erzeugen – ein verhängnisvoller Teufelskreis. Außerdem wird der Bronchialschleim bei Asthmatikern nicht mehr quasi „wie von selbst" durch die Flimmerhärchen nach draußen befördert, sondern muss mühsam abgehustet werden. Gleichzeitig vermehren sich durch die chronische Entzündung die Zellen der Bronchialmuskulatur, sodass diese sich verdickt: Die Bronchien werden enger und weniger elastisch.

Asthma bei Kindern

Viele Menschen denken bei dem Wort „Asthma" unwillkürlich an ältere Menschen. Das ist jedoch ein Irrtum: Bei Kindern ist diese Erkrankung besonders häufig. Statistiken zufolge erkranken 5 bis 10 % aller Kinder an Asthma. Allerdings ist das weitaus weniger dramatisch, als es klingt, denn asthmakranke Kinder haben eine bessere Heilungschance als erwachsene Asthmatiker. Bei ungefähr einem Drittel legen die Beschwerden sich im Lauf der Pubertät, bei einem zweiten Drittel lassen sie sich durch eine konsequent durchgeführte Behandlung beseitigen. Nur ein Drittel aller asthmakranken Kinder behält sein Asthma bis ins Erwachsenenalter hinein.

Bei vielen asthmakranken Kindern legen sich die Beschwerden im Lauf der Pubertät.

Asthma kann bei Kindern besonders schwerwiegend sein, weil ihre Atemwege naturgemäß noch sehr eng sind. Eine leichte Anschwellung der Bronchialschleimhaut genügt daher bei ihnen schon, um Beschwerden auszulösen. Aus dem gleichen Grund verschwindet das Asthma dann häufig auch wieder, sobald die Kinder älter sind: Denn dann werden auch die Bronchien weiter.

Es gibt noch zwei weitere Faktoren, durch die das kindliche Asthma sich vom Asthma beim Erwachsenen unterscheidet: Bei Kindern kommt Anstrengungsasthma besonders oft vor; und häufiger als bei Erwachsenen handelt es sich bei ihnen um allergisch bedingtes Asthma. Damit wären wir schon bei einem weiteren wichtigen Kapitel: den Ursachen der Asthmaerkrankung.

Eine Krankheit – viele Ursachen

Asthma kann sehr verschiedene Ursachen haben. Mediziner unterscheiden zwischen allergischem (extrinsischem) und nichtallergischem (intrinsischem) Asthma. Die Realität ist jedoch – wie meistens – ein wenig komplizierter als die Theorie; denn es gibt auch Mischformen zwischen diesen beiden Asthmatypen.

Das Infektasthma

Eine sehr häufige Form des intrinsischen Asthmas ist das so genannte Infektasthma. Hierbei kommt es im Anschluss an eine Atemwegsinfektion – beispielsweise eine Grippe, eine Bronchitis oder eine Nasennebenhöhlenentzündung – erstmals zum Asthma. Wie das vor sich geht, kann man leicht nachvollziehen, wenn man weiß, wie unsere Atemwege funktionieren und wie Asthma zustande kommt: Durch eine Bronchitis – insbesondere eine sehr hartnäckige, nicht

Bei ca. 50 % aller Asthmatiker liegt Infektasthma vor.

richtig auskurierte – wird aufgrund der Entzündung die Bronchialschleimhaut geschädigt. Und ist die Schleimhaut der Bronchien erst einmal überempfindlich geworden, genügen schon Reize wie kalte Luft, Zigarettenrauch oder ein erneuter Infekt, um wieder Asthmaanfälle auszulösen. Oft entwickelt sich daraus mit der Zeit ein Dauerasthma.

Deshalb sollte man sich bei Atemwegserkrankungen rechtzeitig in ärztliche Behandlung begeben. So können beispielsweise bakterielle Nasennebenhöhlenentzündungen, besonders wenn sie häufig wiederkehren, zum Asthma führen. Deshalb gehört eine solche Erkrankung unbedingt in ärztliche Behandlung. Eine operative Behandlung der Nasennebenhöhlenentzündung sollte man allerdings erst dann in Betracht ziehen, wenn die Erkrankung sich mit konservativen Behandlungsmethoden wie Inhalationen oder Antibiotika nicht in den Griff bekommen lässt. Oft löst nämlich eine solche Operation das Asthma erst aus!

Auch andere Reize können beim intrinsischen Asthma einen Asthmaanfall auslösen – beispielsweise kalte Luft, Zigarettenrauch, Schadstoffe in der Luft, Anstrengung und auch Aufregung.

Manche Menschen sprechen beim Infektasthma von einem „infekt-allergischen Asthma“. Dies ist jedoch nicht richtig, da diese Form des Asthmas nur in seltenen Fällen auf einer Allergie beruht.

Fehlgeleitetes Immunsystem: das allergische Asthma

Viele Menschen leiden an allergischem Asthma. Ursachen gibt es viele: So kann man beispielsweise gegen Tierhaare, Pollen, Schimmelpilze, Hausstaub oder auch bestimmte Nahrungsmittel allergisch sein. Und die Tendenz ist steigend – denn Allergien nehmen weltweit immer mehr zu. Warum das so ist, darüber sind sich die Wis-

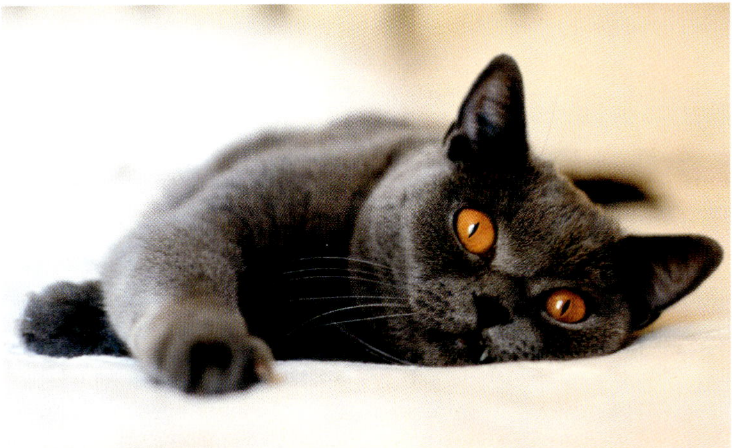

Häufig sind Tierhaare die Ursache für allergisches Asthma. Dann bleibt meist nichts anders übrig, als sich von dem geliebten Hausgenossen zu trennen.

senschaftler noch nicht hundertprozentig im Klaren. Dagegen weiß man zum Glück mittlerweile schon ziemlich genau, was sich bei einer allergischen Reaktion im menschlichen Organismus abspielt.

Bei Allergien spielt das Immunsystem „verrückt" und wendet sich gegen Substanzen, die völlig harmlos sind.

Bei einer Allergie handelt es sich um eine überschießende Reaktion unseres Immunsystems: Das heißt, unsere körpereigene Abwehr hält Stoffe, die für unseren Organismus eigentlich gar nicht schädlich, sondern vollkommen harmlos sind (beispielsweise Pollen oder Tierhaare), für „Feinde" und bekämpft sie dementsprechend. So kommt es zu einer allergischen Reaktion.

Das Immunsystem hat die lebenswichtige Aufgabe, Krankheitserreger (beispielsweise Viren, Bakterien und Parasiten) und Schadstoffe, die in unseren Organismus eindringen, möglichst rasch und wirksam unschädlich zu machen.

Wie funktioniert unser Immunsystem?

Die meisten Krankheitserreger werden schon durch die äußeren Barrieren unseres Körpers – Haut und Schleimhäute – davon abgehalten, in unseren Organismus einzudringen und Schaden anzurichten. Nicht nur die Schleimhäute, sondern auch die Talgdrüsen der Haut sondern Sekrete ab, die Krankheitserreger vernichten. Auch Tränenflüssigkeit und Speichel enthalten solche Substanzen. Trotzdem gelangen immer wieder krank machende Mikroorganismen – durch Körperöffnungen wie Mund, Nase oder Scheide oder durch Wunden – in unseren Körper. Damit haben sie aber noch lange nicht gewonnenes Spiel: Denn dort warten die Zellen unseres Immunsystems schon darauf, sich auf den Eindringling zu stürzen und ihn möglichst schnell unschädlich zu machen.

Träger unserer zellulären Immunabwehr sind die weißen Blutzellen (Leukozyten).

Während die roten Blutkörperchen, wie wir bereits erfahren haben, für den Transport von Sauerstoff im Körper wichtig sind, spielen die weißen Blutzellen eine entscheidende Rolle bei der Immunabwehr. Wichtig sind hier vor allem drei Typen von Zellen: die Phagozyten, die B-Zellen und die T-Zellen.

Phagozyten sind in der Lage, in den Körper eingedrungene feindliche Stoffe (so genannte Antigene) zu phagozytieren, das heißt „aufzufressen"; deshalb werden sie auch als „Fresszellen" bezeichnet. Sie zerlegen die Eindringlinge in kleinere Bestandteile und machen sie dadurch unschädlich. Außerdem erfüllen sie in unserem Immunsystem noch eine weitere wichtige Funktion: Sie präsentieren die Spaltprodukte des Antigens auf ihrer Oberfläche, sodass sie von anderen Zellen unseres Abwehrsystems – den T-Zellen – erkannt werden können. Diese reagieren auf dieses Signal und es wird eine ganze

Kette von Immunreaktionen in Gang gesetzt. Die T-Zellen vermehren sich nämlich nun und setzen Interleukine frei – Botenstoffe des Immunsystems, die die Immunreaktion steuern, unter anderem indem sie die B-Zellen dazu veranlassen, vermehrt Antikörper (Immunglobuline) zu bilden. Diese passen zu dem feindlichen Stoff wie der Schlüssel ins Schloss und sind daher in der Lage, diesen Stoff zu binden.

Antikörper (Immunglobuline) machen in den Körper eingedrungene fremde Stoffe unschädlich, indem sie sie an sich binden.

Es gibt mehrere Gruppen von Immunglobulinen: A, D, E, G und M. (Der Einfachheit halber werden sie in der Fachsprache häufig abgekürzt: IgA, IgD, IgE, IgG, IgM). Wichtig für die Entstehung allergischer Reaktionen ist das Immunglobulin E, das sich vor allem im Blutserum befindet.

Was geschieht bei einer allergischen Reaktion?

Bei einer allergischen Reaktion – etwa einem Asthmaanfall oder einer Heuschnupfen-Attacke – laufen im menschlichen Organismus sehr komplexe biochemische Prozesse ab.

Allergene = Substanzen, die eine allergische Reaktion auslösen

Als „Allergene“ bezeichnet man die Stoffe, die die allergische Reaktion auslösen (wie beispielsweise Pollen, Tierhaare oder Hausstaub). Diese können von Individuum zu Individuum unterschiedlich sein. Manche Menschen sind auch gegen mehrere verschiedene Substanzen gleichzeitig allergisch.

Heute weiß man, dass eine allergische Reaktion in mehreren Schritten entsteht. Beim ersten Kontakt mit dem Allergen (beispiels-

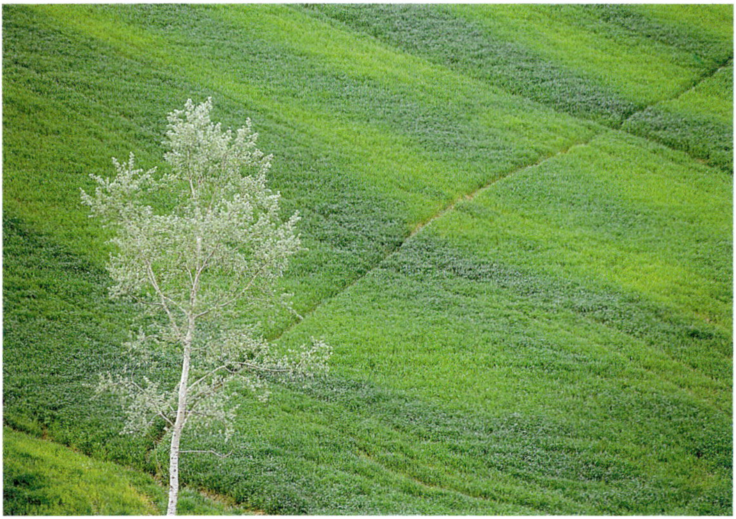

Viele Menschen sind gegen Birkenpollen allergisch.

weise mit Pollen einer bestimmten Pflanzenart) kommt es zur so genannten Sensibilisierung. Das ist der Vorgang, der die allergische Reaktion vorbereitet. Bei der Sensibilisierung kommt es zur Bildung von spezifischen Antikörpern.

Das Allergen wird zunächst von den Phagozyten aufgenommen, in kleinere Bestandteile aufgespalten und den T-Zellen präsentiert. Die T-Zellen setzen wie üblich, wenn sie auf ein Antigen stoßen, Interleukine frei, auf die wiederum die B-Zellen reagieren, indem das Immunglobulin E (IgE) gebildet wird. Dieses IgE (das nur bei Allergikern in dieser überschießenden Menge produziert wird) ist der eigentliche Auslöser der allergischen Reaktion. Normalerweise ist IgE im Blutserum nur in sehr niedrigen Konzentrationen (zwischen 0,01 und 0,03 mg pro 100 ml) enthalten. Bei Allergikern ist der IgE-Serumspiegel – je nach Schweregrad der Allergie – auf das Drei- bis Zehnfache erhöht. Deshalb kann man meist schon durch eine Blutuntersuchung feststellen, ob ein Mensch zu Allergien neigt oder nicht.

Menschen mit einem erhöhten IgE-Spiegel im Blutserum haben ein erhöhtes Risiko, an einer Allergie zu erkranken.

Das IgE bindet sich an so genannte Mastzellen, die sich vor allem im Bindegewebe und in den Schleimhäuten befinden und bei der allergischen Reaktion ebenfalls eine Schlüsselrolle spielen: Sie bilden nämlich eine ganze Reihe von Entzündungsstoffen, die die lästigen und oft sogar lebensbedrohlichen allergischen Symptome auslösen. Diese Entzündungsstoffe speichern sie in körnchenartigen Gebilden, den so genannten Granula, und setzen sie dann als Reaktion auf bestimmte Reize frei. Die Mastzellen sind mit unzähligen Rezeptoren besetzt, an denen das Immunglobulin andocken kann. So setzen sich IgE-Moleküle in großer Zahl an den sensibilisierten Mastzellen fest; denn nur dort sind sie in der Lage, das Antigen zu binden. Damit ist der erste, entscheidende Schritt zur Entstehung einer Allergie getan, obwohl bis jetzt noch keine allergischen Symptome aufgetreten sind.

Kommt es jedoch erneut zum Kontakt mit dem gleichen Antigen – in unserem Fall dem Pollenkorn –, so entsteht eine verhängnisvolle Kettenreaktion: Dieses Allergen lagert sich nämlich jetzt an den IgE-Molekülen auf der Mastzelle an und verursacht eine Überbrückung zweier nebeneinander liegender IgE-Moleküle, die wiederum zum Einstrom von Kalzium in die Mastzelle führt. (Fachleute sprechen in diesem Zusammenhang auch von „Bridging" oder Kreuzvernetzung.) Das ist ein Signal für die Mastzelle, ihre Entzündungsstoffe freizusetzen. Der bekannteste und wichtigste Entzündungsstoff ist das Histamin; außerdem spielen aber auch noch weitere entzündungsauslösende Substanzen – unter anderem Prostaglandine und Leukotriene – eine Rolle.

Das Histamin kann eine Vielzahl von Entzündungsreaktionen bewirken: Zum einen erweitert es die Blutgefäße der Haut, sodass es

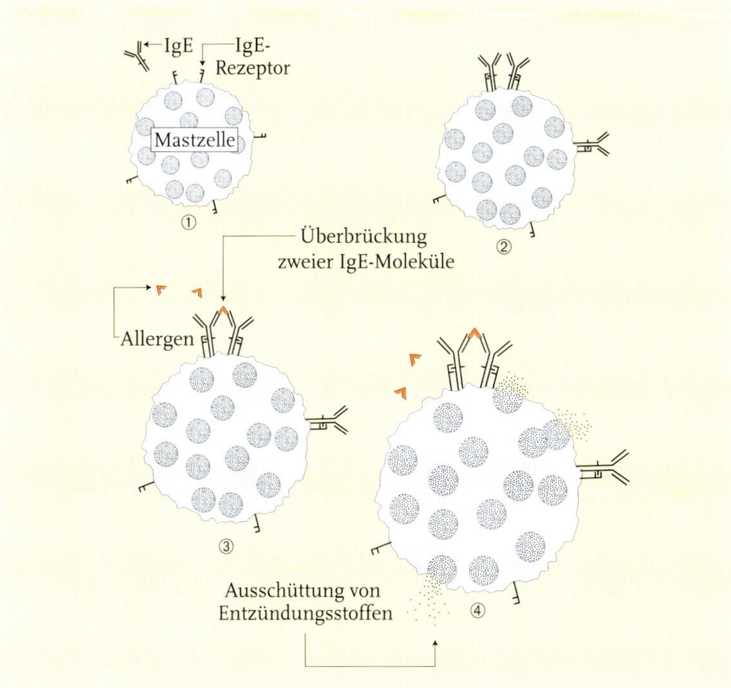

So entsteht eine allergische Reaktion: IgE-Moleküle docken an den IgE-Rezeptoren der Mastzelle an. Beim nächsten Allergenkontakt lagert das Allergen sich an diesen IgE-Molekülen an und überbrückt sie. Das ist das Signal für die Mastzelle zur Ausschüttung von Histamin und anderen Entzündungsstoffen.

zu Hautrötungen und juckenden Quaddeln kommen kann. Auch die Bindehaut der Augen kann sich röten und zu jucken anfangen. Die Nasenschleimhäute beginnen große Mengen eines dünnflüssigen Schleims abzusondern – typische Symptome eines allergischen Schnupfens, wie er beispielsweise bei Heuschnupfen oder einer Hausstauballergie auftritt. In den Bronchien wiederum kann Histamin zu einer krampfartigen Zusammenziehung der Muskulatur, verbunden mit Anschwellung der Schleimhaut und Bildung von zähflüssigem Schleim, führen: So entsteht ein Asthmaanfall.

Warum eingeatmete Allergene beim einen Menschen zu Heuschnupfen und beim anderen zu allergischem Asthma führen, ist noch ungeklärt.

Verhängnisvolle Spätreaktion

Das ist die allergische Sofortreaktion, die nach einer Viertelstunde bis halben Stunde ihren Höhepunkt erreicht und dann innerhalb der nächsten zwei Stunden allmählich wieder abklingt, weil die Entzündungsstoffe abgebaut werden. Allerdings kommt es einige Stunden später zur allergischen Spätreaktion: einer Einwanderung von Entzündungszellen ins Bronchialgewebe. Diese Entzündungszellen führen erneut zu einer Schleimhautanschwellung, Schleimabsonderung

Untersuchungen zufolge leidet etwa ein Drittel aller Europäer an einer Allergie.

und Kontraktion (Zusammenziehung) der Bronchialmuskulatur. Gleichzeitig kommt es dadurch nun zu einer dauerhaften Schädigung der Atemwege: Die Epithelzellen (die oberste Zellschicht der Schleimhäute) werden zerstört, sodass die darunter liegende Basalmembran der Einwirkung von Schadstoffen und körpereigenen Entzündungsstoffen schutzlos ausgeliefert ist. So entsteht die typische bronchiale Hyperreagibilität (Reizüberempfindlichkeit) des Asthmatikers. Außerdem kommt es zur Verdickung der Muskulatur durch abnorme Zellvermehrung und gleichzeitig zu einer Verdickung der Basalmembran durch Kollagenablagerungen, die Durchmesser und Elastizität der Bronchien stark reduziert.

Pollen, Hausstaub, Tierhaare: Es gibt unzählige Allergene

Ein Asthma, das im Erwachsenenalter beginnt, ist nur in 20 % aller Fälle allergisch bedingt.

Das Lebensalter, in dem Ihre Beschwerden erstmals aufgetreten sind, liefert einen wichtigen Anhaltspunkt dafür, ob Sie an allergischem oder intrinsischem Asthma leiden. Ein Asthma, das erst im Erwachsenenalter beginnt, hat relativ selten allergische Ursachen (vor allem, wenn der Beginn nach dem 40. Lebensjahr liegt). Bei Kindern und Jugendlichen ist allergisches Asthma wesentlich häufiger. Es sollte allerdings sowohl bei Kindern als auch bei Erwachsenen grundsätzlich immer ein Allergietest durchgeführt werden. Denn oft kann man den auslösenden Allergenen ausweichen oder den Kontakt zu ihnen zumindest auf ein Minimum beschränken.

Bei einem plötzlichen oder intensiven Kontakt mit dem Allergen (etwa beim Pollenallergiker, der auf einer blühenden Wiese spazie-

Atopische Erkrankungen = Krankheiten, die durch eine Allergie bedingt sind oder bei denen eine Allergie ursächlich mitbeteiligt ist

Typische Merkmale des allergischen Asthmas

- Es tritt erstmals im Kindes- oder Jugendalter auf (während das nichtallergische Asthma meist erst im Erwachsenenalter beginnt). Asthma, das erst nach dem 40. Lebensjahr auftritt, ist selten allergisch.
- Häufig leidet oder litt der Asthmatiker auch an anderen atopischen Erkrankungen (z. B. Neurodermitis, Heuschnupfen, Ekzem, Nahrungsmittelallergie, Hautausschlag nach Einnahme bestimmter Arzneimittel) oder solche Erkrankungen kommen in seiner Familie gehäuft vor.
- Die Auslöser (beispielsweise Pollen, Hausstaub, Tierhaare) lassen sich identifizieren, indem man darüber nachdenkt, in welchen Situationen die Beschwerden am häufigsten auftreten, und entsprechende Allergietests durchführt. Das intrinsische Asthma kann dagegen durch viele Faktoren ausgelöst werden.

ren geht, oder beim Tierhaarallergiker, der einen Zirkus besucht) können die Beschwerden sehr plötzlich und heftig einsetzen. Dann droht ein schwerer Asthmaanfall. Deshalb ist es für den Asthmatiker so wichtig, „sein" Allergen zu kennen. Es gibt – wie bereits erwähnt – viele verschiedene Allergene, die Asthma hervorrufen können: z. B. Pollen, Tierhaare, -schuppen und -federn, Hausstaub, bestimmte Chemikalien, mit denen man vielleicht bei der Ausübung seines Berufs in Berührung kommt, und (seltener) auch Nahrungsmittel. Welches Allergen im Einzelfall für das Asthma verantwortlich ist, lässt sich nicht immer leicht herausfinden. Häufig erhält man jedoch erste Anhaltspunkte, wenn man darüber nachdenkt, in welchen Situationen, zu welchen Jahres- und Tageszeiten oder an welchen Orten die Beschwerden besonders häufig auftreten.

Pollen rufen oft auch Heuschnupfen (allergische Rhinitis) und Bindehautentzündung (allergische Konjunktivitis) hervor. Symptome: Niesreiz, Fließschnupfen, gerötete, juckende, tränende Augen, Juckreiz im Rachenraum.

Blühende Wiesen: für Pollenallergiker eine Qual

Eine Pollenallergie kann nur von solchen Pollen ausgelöst werden, die mit dem Wind weitergetragen werden. Nur sie sind leicht genug,

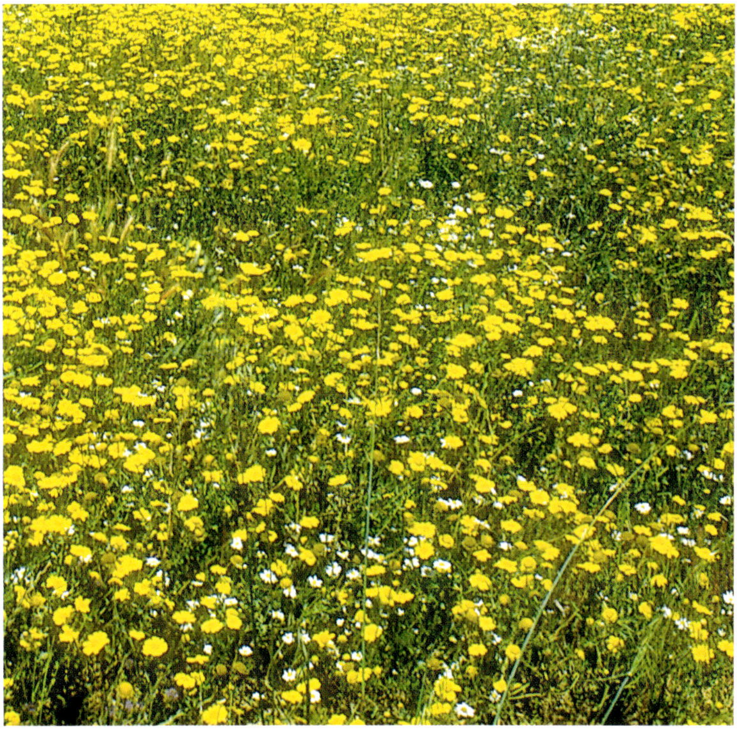

Der Wind trägt Pollen über sehr weite Entfernungen. Daher schützt auch eine Großstadtumgebung nicht unbedingt vor einer Pollenallergie!

Erschreckende Zahlen
Schon 20 Pollenkörner in einem Kubikmeter Luft genügen unter Umständen, um bei einem Pollenallergiker eine allergische Reaktion hervorzurufen. Ein einziger blühender Haselstrauch setzt insgesamt ungefähr sechs Millionen Pollen frei, die vom Wind bis zu 400 Kilometer weit transportiert werden können. In Spitzen-Pollenflugzeiten kann ein Kubikmeter Luft bis zu 5600 Pollenkörner enthalten!

um in der Luft zu schweben und dem Pollenallergiker, der sie einatmet, das Leben schwer zu machen. Pollen von Pflanzen, die durch Insekten bestäubt werden, sind dagegen schwerer und schweben daher nicht in unserer Atemluft.

Die Jahreszeit, zu der Ihre Beschwerden am stärksten sind, kann wertvolle Hinweise darauf geben, gegen welche Pollen Sie allergisch sind. Dann können Sie diese gezielt meiden.

Leider gibt es jedoch sehr viele windbestäubte Pflanzen. Und deshalb ist das, was fast jedem Menschen das Herz höher schlagen lässt – nämlich der Beginn des Frühlings oder der Anblick einer blühenden Wiese –, für den Allergiker mit oft unerträglichen Qualen verbunden. Wer nur gegen eine bestimmte Sorte (oder Gruppe) von Pollen allergisch ist, hat es leichter, denn er hat nur um die Jahreszeit Beschwerden, in der „seine" Pollen fliegen. Schwieriger ist die Situation für Pollenallergiker, die gegen viele verschiedene oder alle Pollen allergisch sind. Bei ihnen erstreckt sich die Leidenszeit vom zeitigen Frühjahr bis in den Herbst hinein.

Für den Baumpollenallergiker beginnt sie oft schon im Januar und dauert bis Mai: Denn jetzt verbreiten Erle, Birke und Haselstrauch ihre Pollen. Als Nächstes kommen Gräser und Getreidearten zur Blüte. Gräser haben die unangenehme Eigenschaft, zweimal im Jahr zu blühen: im Mai und im Juli oder August. In dieser Zeit sind die Beschwerden des Gräserpollenallergikers am schlimmsten.

Hausstaub: wenn Milben den Nachtschlaf stören

Wenn Sie verstärkt im Herbst und Winter unter asthmatischen Beschwerden leiden und diese vorwiegend nachts oder beim Saubermachen auftreten, wenn Sie viel Staub einatmen, könnte eine Hausstauballergie die Ursache sein. Hausstaubmilben sind weniger als einen halben Millimeter große und daher für das menschliche Auge nicht erkennbare Spinnentiere, die sich von abgeschilferten Hautzellen und Schimmel ernähren. Kaum eine Wohnung ist frei von diesen Hausgenossen, die dem Gesunden nicht weiter unangenehm auffallen, da sie nur beim Allergiker Beschwerden hervorrufen.

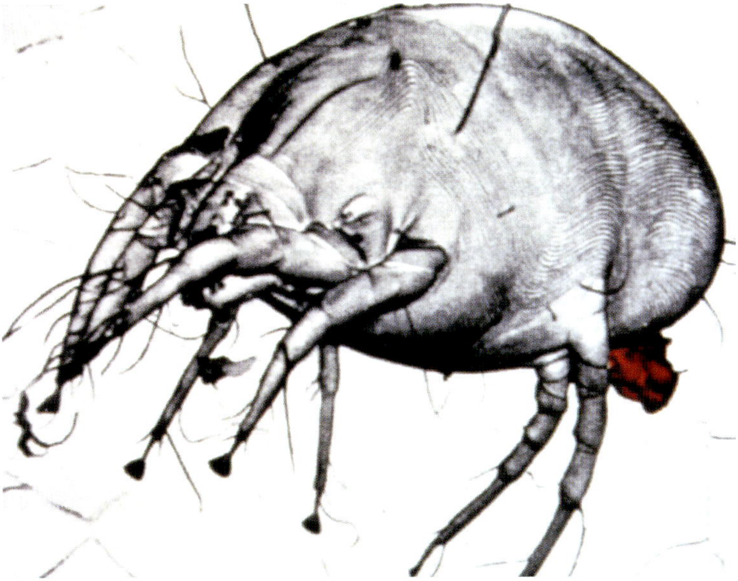

In einem Gramm Staub können bis zu 2000 Milben leben.

Hausstaubmilben lieben eine feuchte, warme, dunkle Umgebung und halten sich daher bevorzugt im Bett auf; das erklärt, warum die Beschwerden meistens nachts ihren Höhepunkt erreichen. Aber auch in Teppichen, Polstermöbeln, Decken und Kleidungsstücken fühlen sie sich wohl. Allergiker reagieren allerdings gar nicht auf die Milben selbst empfindlich, sondern auf ihren Kot, der beim Trocknen zerbröselt und dann eingeatmet wird.

Ungefähr jeder vierte Allergiker ist gegen Hausstaub allergisch. Auch diese Allergie ist auf dem Vormarsch: Seit 1986 hat sich die Anzahl der Milbenallergiker verdoppelt!

Auch Schimmelpilze können schuld sein

Schimmelpilze gibt es nicht nur auf Nahrungsmitteln, sondern eigentlich fast überall, vor allem dort, wo es feucht und kühl ist: Sie gedeihen auf feuchten Tapeten, Blumenerde, an Fensterrahmen und Kühlschrankdichtungen, in modernden Laubhaufen im Garten und

Haben Sie nach feuchtwarmem Wetter, in feuchten Räumen und in Wäldern, Parks, Ställen und Kellern am häufigsten asthmatische Beschwerden? Dann leiden Sie wahrscheinlich unter einer Schimmelpilzallergie.

natürlich auch im Keller. Wenn Sie in einer solchen Umgebung besonders häufig Asthmaanfälle bekommen, könnte das ein Hinweis auf eine Schimmelpilzallergie sein. Der Schimmelpilzallergiker reagiert dabei freilich nicht auf die Pilze selbst, sondern auf die unzähligen feinen, mit bloßem Auge nicht sichtbaren Sporen, die die Schimmelpilze ausstreuen, um sich zu vermehren. Diese verteilen sich in der Luft und werden eingeatmet.

Auch vierbeinige und geflügelte Hausgenossen können Allergien auslösen

Besonders tragisch ist es, wenn man gegen ein Tier allergisch ist; denn wer möchte sich schon gern von seinem geliebten Hausgenossen trennen? Oft ist das bei einer Tierhaarallergie allerdings die einzige Lösung.

Der Tierhaarallergiker hat seine Beschwerden ganzjährig – besonders dann, wenn er sich im selben Raum aufhält wie sein Tier oder besonders innigen Kontakt mit ihm hat, es also beispielsweise streichelt oder mit ihm schmust. Wer kein eigenes Tier besitzt, kann eine Tierhaarallergie daran erkennen, dass er immer dann, wenn er in die Nähe eines Tieres kommt – also beispielsweise im Zoo oder Zirkus, beim Reiten oder beim Besuch von Freunden, die Haustiere haben – Beschwerden bekommt. Menschen mit Allergien sollten sich daher besser erst gar kein Tier anschaffen. Denn selbst wenn jemand beispielsweise nur gegen Katzenhaare allergisch ist, besteht eine große Wahrscheinlichkeit, dass er früher oder später auch eine Hundeallergie entwickeln wird, sollte er sich einen solchen Hausgenossen anschaffen.

Über 50 % aller Allergiker werden bei häufigem Kontakt gegen Katzen allergisch. Bei Hunden beträgt die Allergierate nur 25 %.

Die häufigste Säugetierallergie ist in Europa die Katzenhaarallergie. Das aggressivste Katzenallergen wird in der Haut der Katzen gebildet und heftet sich an kleine Staubteilchen an, die dann eingeatmet werden. Gegen Hunde ist nur etwa ein Viertel aller Betroffenen allergisch. Deren Allergene befinden sich in Fell, Speichel und Ausscheidungen. Interessanterweise ist die Wahrscheinlichkeit, an einer Hundeallergie zu erkranken, von der Hunderasse abhängig: Bei Boxern und Schnauzern ist sie höher als beispielsweise bei Schäferhunden und Terriern. Auch Meerschweinchen und Hamster lösen häufig Allergien aus. Unter den Vögeln sind es vor allem Wellensittiche, Papageien und Tauben, deren Federn und Exkremente Allergien auslösen.

Selbst der Aquarienbesitzer kann sich nicht beruhigt in seinem Sessel zurücklehnen und glauben, vor einer Allergie geschützt zu sein: Zwar gibt es keine allergischen Reaktionen gegen Fische als Haustiere, wohl aber gegen manche Arten von Fischfutter. Meist lässt sich dieses Problem aber lösen, indem man im Rahmen eines Allergietests feststellt, ob der Patient gegen das Futter allergisch ist, und nei positivem Testergebnis einfach auf ein anderes Produkt umsteigt.

! Wenn Ihre Beschwerden nur im Frühjahr und/oder Sommer auftreten, leiden Sie wahrscheinlich an einer Pollenallergie. Bei Beschwerden besonders während der Herbst- und Wintermonate liegt vermutlich eher eine Hausstauballergie oder eine Allergie gegen Schimmelpilze in Wohnräumen vor. Die genaue Diagnose kann jedoch nur der Arzt stellen. Teilen Sie ihm Ihren Verdacht mit!

Sonderformen des Asthmas

Es gibt einige Sonderformen des Asthmas, die sowohl beim allergischen als auch beim intrinsischen Asthma auftreten können:

- Anstrengungsasthma (Belastungsasthma)
- arzneimittelinduziertes Asthma
- berufsbedingtes Asthma
- nächtliches Asthma.

Auf diese Formen wollen wir nun näher eingehen und zu erklären versuchen, wie es dazu kommt.

Anstrengungsasthma

Diese Form des Asthmas, bei der Asthmaanfälle durch körperliche Anstrengung ausgelöst werden, kommt bei Kindern häufiger vor als im Erwachsenenalter. Charakteristischerweise tritt der Anfall erst fünf bis zehn Minuten nach Beendigung der körperlichen Aktivität auf, und er klingt (ohne Therapie) nach spätestens einer Stunde wieder ab.

Warum körperliche Belastung Asthma auslösen kann, weiß man noch nicht genau; bekannt ist nur, dass auch hierfür die bronchiale Hyperreagibilität des Asthmatikers verantwortlich ist.

Meist kommt es durch Laufen und (bei Kindern) Herumtoben im Freien zum Anstrengungsasthma. Manche Sportarten (beispielsweise Schwimmen) lösen kein Asthma aus. Deshalb bedeutet Asthma nicht, dass man unbedingt auf jede sportliche Aktivität verzichten sollte – im Gegenteil. Es kommt nur auf die Wahl der richtigen

Schwimmen ist die ideale Sportart für Asthmatiker. Es erzeugt kein Anstrengungsasthma. Allerdings können in Hallenbädern eventuell Chlorgase Probleme bereiten.

Sportart an. Jeder Patient mit Anstrengungsasthma kann durch Ausprobieren leicht herausfinden, welcher Sport ihm gut bekommt und welcher nicht.

Arzneimittelinduziertes Asthma

Bei manchen Asthmatikern können bestimmte Medikamente einen Asthmaanfall auslösen. Am bekanntesten ist die so genannte Aspirin-Intoleranz (auch Acetylsalicylsäure-Asthma genannt). Die Bezeichnung ist allerdings etwas irreführend, denn nicht nur Aspirin kann solche Anfälle verursachen, sondern auch andere nichtsteroidale Antiphlogistika. (Das sind Medikamente gegen Rheuma und Schmerzen wie beispielsweise Ibuprofen, Diclofenac, Indometacin, Piroxicam und Phenylbutazon.) Als Aspirin-Intoleranz wird dieses Phänomen nur deshalb bezeichnet, weil Aspirin der bekannteste Vertreter dieser Medikamentengruppe ist.

Auch Betablocker (eine Gruppe von Medikamenten, die gegen Bluthochdruck, Angina pectoris und andere Herz-Kreislauf-Erkrankungen eingenommen werden) können zu einem Asthmaanfall führen. Das gilt sogar für Betablocker in Form von Augentropfen, die zur Behandlung von Glaukom (grünem Star) eingesetzt werden: Denn der Wirkstoff (Timolol) tritt durch die Bindehaut der Augen in den Blutkreislauf über. Alle Betablocker haben die Eigenschaft, die Bronchien zu verengen – was bei gesunden Menschen keine Probleme mit sich bringt, bei Asthmatikern aber schwere Asthmaanfälle auslösen kann. Auch auf Kontrastmittel, wie sie bei Röntgenuntersuchungen eingesetzt werden, können Asthmatiker empfindlich reagieren.

Röntgenkontrastmittel werden vor manchen Röntgenuntersuchungen eingenommen oder injiziert, weil sich bestimmte Organe und krankhafte Veränderungen so besser darstellen lassen.

! Informieren Sie jeden Arzt, in dessen Behandlung Sie sich begeben, über Ihre Asthmaerkrankung, damit er Ihnen keine Medikamente verordnet, auf die Sie allergisch reagieren könnten! Lesen Sie auch den Beipackzettel jedes neuen Arzneimittels, das Sie einnehmen, sorgfältig. Falls das Medikament für Asthmatiker problematisch sein könnte, wird auf dem Beipackzettel darauf hingewiesen.

Berufsbedingtes Asthma

Ein berufsbedingtes Asthma wird durch Substanzen ausgelöst, die der Patient bei der Ausübung seines Berufs einatmet. Nicht immer handelt es sich dabei um ein allergisches Asthma. Zwar ist es oft so, dass der Asthmatiker auf die betreffende Substanz allergisch reagiert; es gibt aber auch bestimmte Chemikalien, die lediglich die Atemwege reizen, ohne dass eine Allergie vorliegt. (In diesem Fall spricht man von chemisch irritativem Asthma.) Eine der bekanntesten und häufigsten berufsbedingten Formen des Asthmas ist das Bäcker-Asthma, das durch Einatmen von Mehlstäuben ausgelöst wird.

Der Prozentsatz des berufsbedingten Asthmas (gemessen an der Gesamtzahl von Berufskrankheiten der Atemwege) ist in den letzten 20 Jahren von 10 % auf 30 % angestiegen!

Nächtliches Asthma

Eine der häufigsten Formen des Asthmas ist das nächtliche Asthma. Bei über zwei Dritteln aller Asthmatiker sind die Beschwerden während des Schlafs besonders häufig und intensiv – vor allem zwischen drei und fünf Uhr morgens. Meist beginnt es mit einem Hustenreiz – einer Art Kratzen in der Luftröhre; dann kommen Husten und Atemnot hinzu.

Dafür gibt es eine ganz einfache Erklärung: Unsere Nebennieren produzieren nur von sechs Uhr morgens bis zehn Uhr abends das Hormon Kortisol, das die Bronchien erweitert. Auch ein anderes bronchialerweiterndes Hormon, das Adrenalin, wird nur tagsüber gebildet. Hinzu kommt, dass es durch die liegende Position leichter zu einer Wasseransammlung (Ödem) in den Bronchialschleimhäuten kommen kann, sodass sie anschwellen. Daher sind die Atemwege nachts immer etwas enger als am Tag. Und genau wie beim arzneimittelinduzierten Asthma und beim Anstrengungsasthma gilt auch hier: Was dem Gesunden überhaupt keine Probleme bereitet, kann bei einem überempfindlichen Bronchialsystem heftige Asthmaanfälle auslösen.

! Die meisten Asthmatodesfälle ereignen sich in den frühen Morgenstunden.

Asthma und Psyche

Früher wurde Asthma häufig als psychisch bedingte Erkrankung abgestempelt – ein Vorurteil, das sich auch heute noch bei vielen Menschen hartnäckig hält, obwohl es längst wissenschaftlich widerlegt ist. Der Asthmaanfall wurde als „Schrei nach der Mutter“ interpretiert, der Asthmatiker als Mensch mit einer besonders starken Mutterbindung eingeschätzt. Wissenschaftler versuchten sogar, eine „Asthmatikerpersönlichkeit“ zu identifizieren – bestimmte Wesenszüge also, bei denen das Auftreten einer Asthmaerkrankung angeblich besonders wahrscheinlich ist.

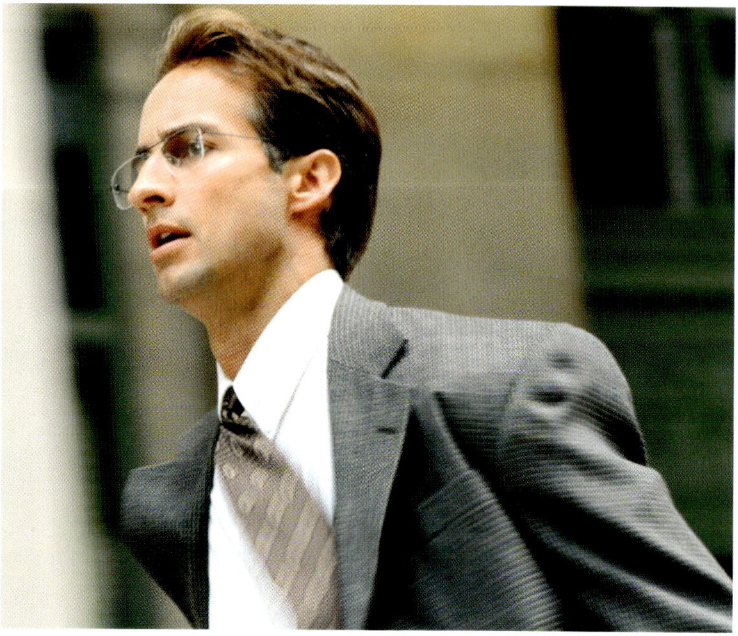

Stress und Aufregung können asthmatische Beschwerden verschlimmern oder sogar einen Asthmaanfall auslösen.

Inzwischen weiß man, dass dieser Ansatz verfehlt ist und es daher auch völlig falsch wäre, ein Asthma in erster Linie durch psychotherapeutische Maßnahmen behandeln zu wollen. Asthma ist eindeutig eine Erkrankung der Atemwege, an der jeder Mensch – unabhängig von seiner Persönlichkeit – erkranken kann, insbesondere wenn eine erbliche Veranlagung dafür vorliegt. Aber natürlich wirkt sich – wie bei vielen anderen Krankheiten auch – die psychische Verfassung auf das Befinden und den Gesundheitszustand des Patienten aus. Das heißt, psychische Reize und Belastungssituationen wie Stress und Aufregung können das Befinden des Kranken verschlechtern und sogar einen Asthmaanfall auslösen. So gibt es zum Beispiel asthmakranke Kinder, die bei einer besonders schweren Klassenarbeit Atemnot bekommen.

Umgekehrt stellt eine chronische Krankheit wie Asthma natürlich auch eine immense seelische Belastung dar, die sich auf die psychische Verfassung des Patienten auswirken kann und seine Persönlichkeit prägt. Die ständige Angst vor dem nächsten Asthmaanfall und davor, vielleicht eines Tages daran zu ersticken, verfolgt den Patienten, sodass er das Leben nicht immer so unbeschwert genießen kann wie ein Gesunder. Diese Persönlichkeitsveränderung ist dann aber keinesfalls die Ursache, sondern eher die Folge der Asthmaerkrankung.

Asthma und Allergien werden immer häufiger

Statistische Untersuchungen zeigen, dass die Zahl der Erkrankungen an allergisch bedingtem Asthma und anderen Allergien seit Jahrzehnten zunimmt.

Dabei spielen sicherlich mehrere Faktoren eine Rolle: zunächst einmal natürlich die wachsende Schadstoffbelastung unserer Umwelt. Manchmal findet nämlich eine Interaktion zwischen Schadstoffen und Pollen statt: Dadurch kann es zu einer vermehrten Produktion allergener Substanzen durch die Pollen kommen.

Umweltschadstoffe können Allergene „aggressiver" machen, sodass sie verstärkt allergische Reaktionen auslösen.

Andererseits ist es nicht unbedingt immer so, dass Menschen in einer schadstoffreichen Umgebung eher an allergischem Asthma erkranken. Dies zeigen groß angelegte statistische Untersuchungen, in denen das Vorkommen allergischer Erkrankungen in luftschadstoffreichen und weniger schadstoffbelasteten Gebieten miteinander verglichen wurde – mit verblüffenden Ergebnissen: In der so genannten ISAAC-Studie mussten in den Jahren 1992 bis 1996 weltweit 460 000 Kinder Fragebogen ausfüllen, in denen nach Symptomen von Asthma, allergischem Schnupfen, allergischer Bindehautentzündung und Neurodermitis geforscht wurde. Erstaunlicherweise war Asthma in Industriegebieten mit besonders hoher Staub- und Schwefeldioxidbelastung nicht häufiger als in Regionen mit „sauberer" Luft.

Am verblüffendsten war der Vergleich zwischen Ost- und Westdeutschland: In München kamen Heuschnupfen und Asthma häufiger vor als beispielsweise in Halle und Leipzig, während chronische

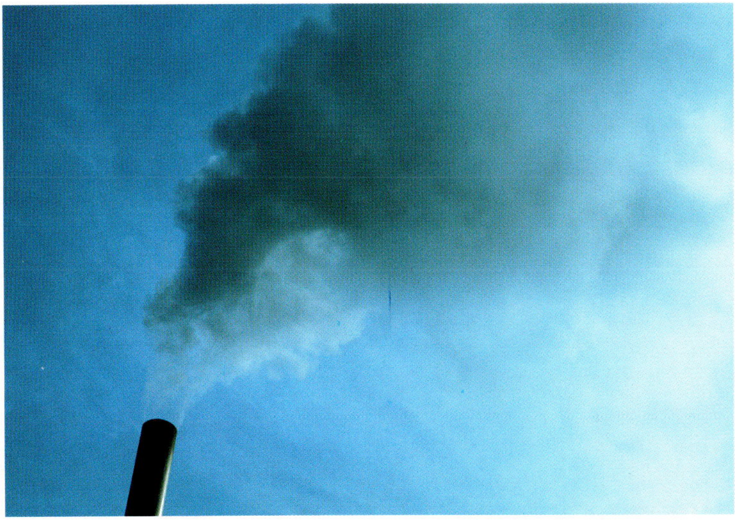

In Industriegebieten kommt Asthma keineswegs häufiger vor als in Gebieten mit „sauberer" Luft.

Bronchitis in den Städten der damaligen DDR häufiger war. Daraus leiteten Wissenschaftler die Hypothese ab, dass Luftverschmutzung mit Staub und Schwefeldioxid, wie sie für die Industriegebiete der ehemaligen DDR typisch war, eher die Entstehung von Bronchitis begünstigt, während die Lebensweise in den westlichen Industrienationen offenbar eher einen Risikofaktor für allergische Erkrankungen darstellt. Warum das so ist, konnte man sich allerdings nicht erklären.

Das „Training" des Immunsystems ist entscheidend

Einzelkinder haben ein erhöhtes Allergie-Risiko.

Offenbar ist das Training des Immunsystems im Kleinkindalter mit ausschlaggebend dafür, ob jemand im Kindes- oder Erwachsenenalter an einer Allergie erkranken wird. Die Abnahme der Infekthäufigkeit (beispielsweise durch den Trend zur Ein-Kind-Familie, eine hygienischere Umgebung und bessere vorbeugende Maßnahmen wie zum Beispiel Impfungen) führt möglicherweise zu einer „Umprogrammierung" des Immunsystems von der Infektabwehr zur vermehrten Synthese von IgE-Antikörpern und damit zur Entwicklung einer Allergie.

Wer hat ein erhöhtes Risiko, eine Allergie zu entwickeln?

Erbliche Veranlagung spielt bei Allergien eine wichtige Rolle. Wissenschaftler sprechen in diesem Zusammenhang von einer Atopie: Das ist die erblich bedingte Neigung, auf bestimmte Umweltfaktoren allergisch (das heißt mit der Bildung von IgE-Antikörpern) zu reagieren. Solche Kinder leiden häufig auch an Neurodermitis, allergischem Schnupfen und allergischer Bindehautentzündung. Wenn solche Erkrankungen in der Kindheit – oder in der Familie – des Patienten schon vorgekommen sind, ist dies ein Hinweis darauf, dass auch sein Asthma allergisch bedingt sein könnte.

Wenn ein Elternteil an einer Allergie leidet, so liegt das Risiko, dass auch das Kind eine allergische Erkrankung entwickeln wird, bei 30 bis 50 %; sind beide Elternteile Allergiker, erhöht sich das Risiko auf 40 bis 75 %. Hat keiner der Eltern eine Allergie, so beträgt das Allergie-Risiko des Kindes immer noch 10 bis 20 %. Eine erbliche Belastung ist also nicht unbedingt ein Grund, auf Kinder zu verzichten.

Ein Mensch, in dessen Familie allergische Erkrankungen gehäuft vorgekommen sind, hat ein erhöhtes Risiko, selbst eine Allergie zu entwickeln. Andererseits können auch Nicht-Atopiker an einer Allergie erkranken. Hier spielen Umweltfaktoren eine wichtige Rolle: Je höher die Allergenbelastung in der Kindheit, umso größer ist das Risiko, irgendwann eine Allergie zu entwickeln. Das haben verschiedene Untersuchungen eindeutig erwiesen.

Und hier ergibt sich für Eltern aus erblich belasteten Familien eine wichtige Möglichkeit der Vorbeugung: Sie sollten versuchen, die Umgebung ihres Kindes schon von klein auf möglichst allergenfrei zu gestalten. Zwar kann man nicht allen Allergenen völlig aus dem Weg gehen, aber es gibt doch Möglichkeiten, die Allergenbelastung so gering wie möglich zu halten. Davon wird im nächsten Kapitel die Rede sein.

! Je länger ein Kind einem Allergen ausgesetzt ist, umso mehr steigt vermutlich die Wahrscheinlichkeit, an einer Allergie zu erkranken: So reagieren Untersuchungen zufolge etwa 5% aller Kindergartenkinder allergisch auf Gräserpollen; bei Schulkindern sind es bereits 24%.

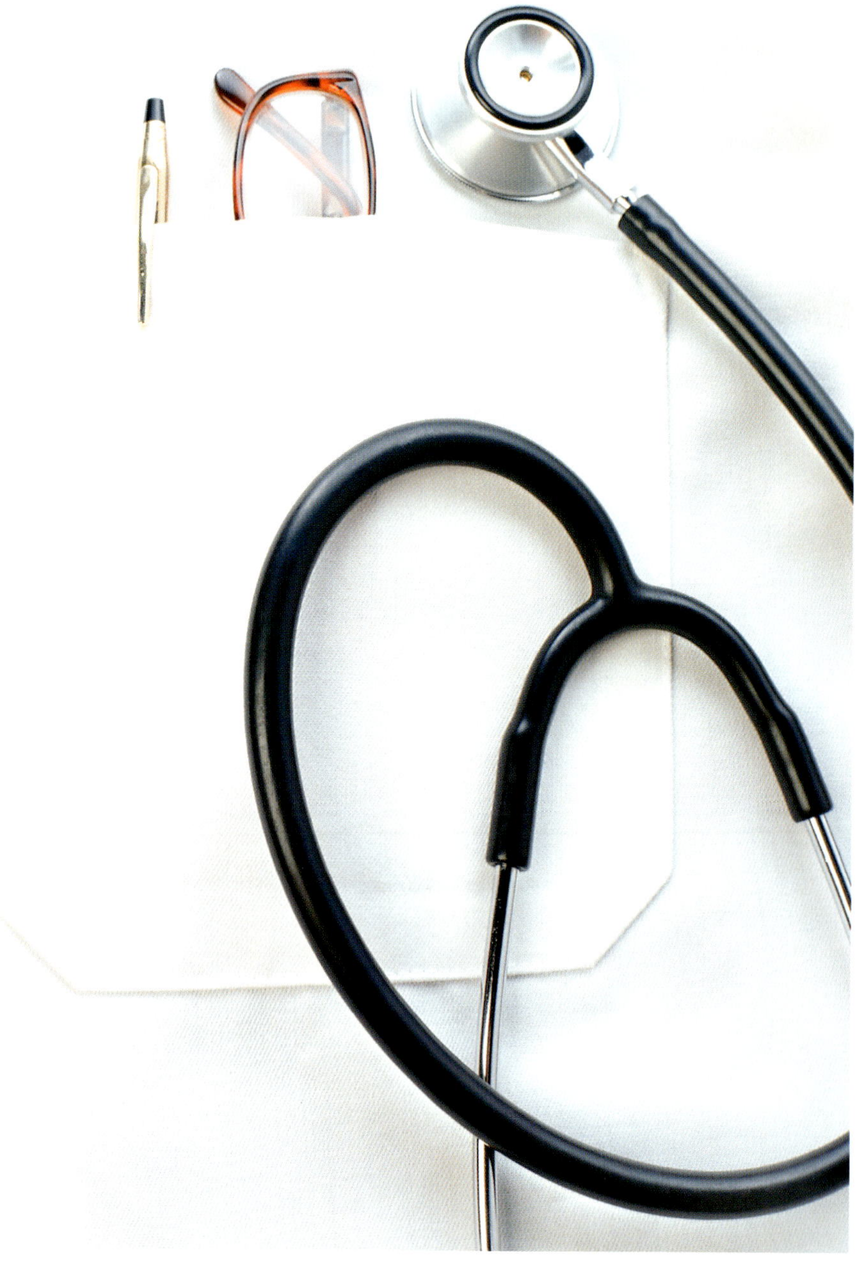

2 Diagnose und Untersuchungsmethoden

Bei jedem hartnäckigen Husten, insbesondere wenn er mit Atemnotanfällen verbunden ist, sollte man den Arzt aufsuchen. Er wird die notwendigen Untersuchungen durchführen, um festzustellen, ob Ihren Beschwerden Asthma oder eine andere Erkrankung zugrunde liegt, und gegebenenfalls durch gezielte Tests abklären, ob Sie an allergischem Asthma leiden und – wenn ja – welches Allergen der Auslöser dafür ist.

Welche Untersuchungen führt der Arzt als Erstes durch?

Anamnese

Zunächst wird der Arzt eine so genannte Anamnese erheben, das heißt, er wird sich nach der Vorgeschichte Ihrer Krankheit und etwaigen früheren Erkrankungen erkundigen. Dazu gehört auch eine Familienanamnese, das heißt die Frage nach ähnlichen Erkrankungen bei Ihren Eltern und sonstigen Angehörigen. Beginn, Häufigkeit, Zeitpunkt, mögliche Auslöser Ihrer Beschwerden und das Vorkommen asthmatischer oder allergischer Erkrankungen in Ihrer Familie liefern dem Arzt erste wichtige Anhaltspunkte für seine Diagnose. Deshalb sollten Sie Ihr Gedächtnis genau erforschen, um sicherzugehen, dass Sie beim Gespräch mit Ihrem Arzt nichts Wichtiges vergessen.

Abhören der Lungen

Als Nächstes wird der Arzt Ihre Lungen mit dem Hörrohr (Stethoskop) abhören, um etwaige „Nebengeräusche“ bei der Atmung festzustellen, wie sie bei Asthmatikern aufgrund der Verengung ihrer Atemwege typisch sind.

Röntgenuntersuchung des Brustkorbs

Dann folgt eine Röntgenuntersuchung des Brustkorbs. Durch eine solche Untersuchung lässt sich Asthma zwar nicht diagnostizieren; dennoch ist sie bei Patienten mit hartnäckigem Husten, Auswurf und Atemnot unerlässlich, um andere Erkrankungen, die ähnliche Symptome haben können (beispielsweise Lungentuberkulose, Lungen- oder Rippenfellentzündung oder auch Lungenkrebs), auszuschließen.

Lungenfunktionsprüfung

Durch eine Lungenfunktionsprüfung wird der Arzt anschließend ermitteln, ob bei Ihnen eine Beeinträchtigung der Atemfunktion vorliegt und ob diese sich durch bronchienerweiternde Medikamente verbessern lässt. Zunächst wird er Sie auffordern, so tief wie möglich

Fragebogen zur Vorbereitung auf das Gespräch mit Ihrem Arzt

Der Arzt wird Ihnen zunächst einmal viele Fragen zu Ihrer Erkrankung stellen, die ihm die Diagnose erleichtern. Da Sie während des Gesprächs mit dem Arzt vielleicht etwas aufgeregt sind oder unter Zeitdruck stehen und Ihnen daher nicht alle wichtigen Details auf Anhieb einfallen, ist es am besten, wenn Sie Ihr Gedächtnis vorher schon erforschen und sich anhand dieses Fragebogens gezielt auf das Arztgespräch vorbereiten.

- Welcher Art sind Ihre Beschwerden (Husten, Atemnot, Heiserkeit, Auswurf, blutiger Auswurf)? __________

- Wann (in welchem Lebensalter) sind sie zum ersten Mal aufgetreten? Unter welchen Umständen? __________

- Haben sie sich seitdem verschlimmert? ❑ ja ❑ nein

- Wie häufig leiden Sie unter diesen Symptomen? __________

- Gibt es eine bestimmte Tages- oder Jahreszeit, zu der die Beschwerden ihren Höhepunkt erreichen? __________

- Leiden Sie ständig unter Ihren Atemwegsbeschwerden oder nur hin und wieder? __________

- Gibt es bestimmte Situationen, in denen die Symptome besonders häufig auftreten und die möglicherweise als Auslöser infrage kämen (z. B. am Arbeitsplatz, beim Kontakt mit Tieren, beim Spaziergang über eine blühende Wiese, im Bett, beim Saubermachen oder Staubsaugen, nach Einnahme von Medikamenten, nach dem Genuss bestimmter Nahrungsmittel usw.)? Was sind das für Situationen? __________

- Halten Sie ein Haustier, oder besitzt jemand in Ihrer Umgebung ein Tier, mit dem Sie öfters Kontakt haben? ❑ ja ❑ nein

- Verschwinden oder ändern sich Ihre Symptome, wenn Sie sich an einen anderen Ort begeben (z. B. im Urlaub)? ❑ ja ❑ nein

- Treten Ihre Beschwerden besonders häufig bei Anstrengung oder im Anschluss an einen grippalen Infekt auf? ❑ ja ❑ nein

- Reagieren Sie empfindlich auf äußere Einflüsse wie Zigarettenrauch, Abgase, kalte Luft? ❑ ja ❑ nein

- Leiden Sie (oder litten Sie in Ihrer Kindheit und Jugend) an Erkrankungen wie Heuschnupfen, Hausstaub-, Tierhaar- oder Nahrungsmittelallergie, Neurodermitis, Milchschorf, Ekzem, Nesselsucht, Hautausschlag nach Einnahme von Medikamenten oder häufig wiederkehrenden Bindehautentzündungen mit ungeklärter Ursache? ❑ ja ❑ nein

- Ist bei Ihnen schon einmal ein Allergietest durchgeführt worden? ❑ ja ❑ nein

- Sind in Ihrer Familie bereits Asthma oder irgendwelche der oben genannten Erkrankungen aufgetreten? Wenn ja: bei welchem Familienmitglied und wie häufig? ____________

Wenn bei Ihnen oder in Ihrer Familie bereits allergische Erkrankungen aufgetreten sind, ist dies ein Hinweis darauf, dass auch Ihr Asthma allergisch bedingt sein könnte.

einzuatmen und die Atemluft dann in ein Messgerät (das Spirometer) so weit auszuatmen, wie es geht. Der auf diese Weise gewonnene Wert heißt Vitalkapazität. Das ist Ihr maximales Atemvolumen. Normalerweise beträgt das Volumen eines Atemzuges beim Erwachsenen (bei Ruheatmung) nur etwa 0,5 l Luft; es ist also im Vergleich zum gesamten in der Lunge enthaltenen Gasvolumen relativ klein. Sie können jedoch weitaus mehr Luft ein- und ausatmen. Die Luftmenge, die bei stärkster Ein- und Ausatmung in Ihrer Lunge bewegt wird, ist Ihre Vitalkapazität.

Vitalkapazität = maximales Atemvolumen

Als Nächstes wird Ihre Sekundenkapazität ermittelt. Dazu müssen Sie noch einmal tief einatmen, den Atem kurz anhalten und dann so schnell wie möglich stoßartig ins Spirometer ausatmen. (Dieser Test wird auch als „Atemstoßtest nach Tiffeneau“, der dabei erhaltene Wert als „FEV_1-Wert“ bezeichnet.) Die Luftmenge, die Sie innerhalb einer Sekunde ausstoßen können, wird als Prozentsatz Ihrer Vitalkapazität angegeben. Ein gesunder Mensch kann bei diesem Atemstoßtest 75 % seiner Vitalkapazität ausatmen. Beim Asthmatiker liegt die Sekundenkapazität weit unter diesem Wert, da seine Atemwege verengt sind und aus diesem Grund die Ausatmung erschwert ist. Die Vitalkapazität muss hingegen bei einer Atemwegserkrankung nicht unbedingt verringert sein.

Sekundenkapazität = maximales Atemsekundenvolumen. Sie wird abgekürzt auch als FEV_1-Wert bezeichnet. (FEV_1 steht für „forciertes Exspirationsvolumen in 1 Sekunde“.)

Ergibt die Lungenfunktionsprüfung, dass die Atemwege verengt sind, so kann der Arzt anschließend einen so genannten Bronchospasmolyse-Test durchführen: Er lässt den Patienten zwei Hübe aus einem Aerosol inhalieren, das ein bronchienerweiterndes Medikament enthält, und wiederholt die Messung dann. So lässt sich feststellen, wie gut die Verengung der Atemwege sich mit einem solchen Medikament beeinflussen lässt.

Ergibt die Lungenfunktionsprüfung eine normale Lungenfunktion – was auch bei Bestehen eines Asthma bronchiale durchaus vorkommen kann –, so kann der Arzt zum Nachweis einer Asthmaerkrankung einen so genannten inhalativen Provokationstest (z. B. mit Methylcholin, Acetylcholin oder Histamin) durchführen. Es handelt sich dabei um Substanzen, die natürlicherweise auch im menschlichen Körper vorkommen, sie werden dem Patienten aber in diesem Test in etwas höherer Konzentration verabreicht. Normalerweise reagiert man auf die Substanzen in dieser Konzentration nicht; wenn ein Mensch darauf reagiert, liegt bei ihm eine so genannte vermehrte Reagibilität (oder vermehrte Empfindlichkeit) des Bronchialsystems mit Neigung zur Engstellung der Bronchien vor. Solche Tests eignen sich auch zum Ausschluss eines Asthma bronchiale vor der Wahl bestimmter Berufe, bei denen man ständig mit Substanzen zu tun hat, die zu asthmatischen Beschwerden führen können, oder von Berufen, für deren Ausübung eine volle Stabilität der Bronchien erforderlich (also z. B. für Polizisten).

Wichtig: die Peak-Flow-Messung

Peak-Flow = maximal mögliche Strömung der Atemluft beim Ausatmen

Die nächste wichtige Untersuchung ist die Messung Ihres Peak-Flows. Peak-Flow bedeutet, ins Deutsche übersetzt, so viel wie „Spitzenfluss“. Gemeint ist die maximale Strömungsgeschwindigkeit Ihrer Atemluft beim Ausatmen. Diese Atemstromstärke liefert einen wichtigen Hinweis darauf, ob Sie an Asthma leiden oder nicht; denn bei Asthmatikern ist sie aufgrund der verengten Atemwege zwangsläufig geringer als beim Gesunden. Normalerweise wird die Peak-Flow-Messung vom Patienten zu Hause durchgeführt und dient der Selbstkontrolle; beim ersten Mal wird der Arzt sie jedoch gemeinsam mit Ihnen in seiner Praxis durchführen, um Ihnen den Umgang mit dem Gerät zu erklären. (Auch bei Asthma-Schulungen lernen Sie, wie man eine Peak-Flow-Messung durchführt. Das ist nicht schwierig; auch Kinder können es problemlos erlernen.) Bei der Peak-Flow-Messung atmen Sie zunächst so tief wie möglich ein und dann so rasch und kräftig wie möglich in ein kleines Gerät, das Peak-Flow-Meter, aus.

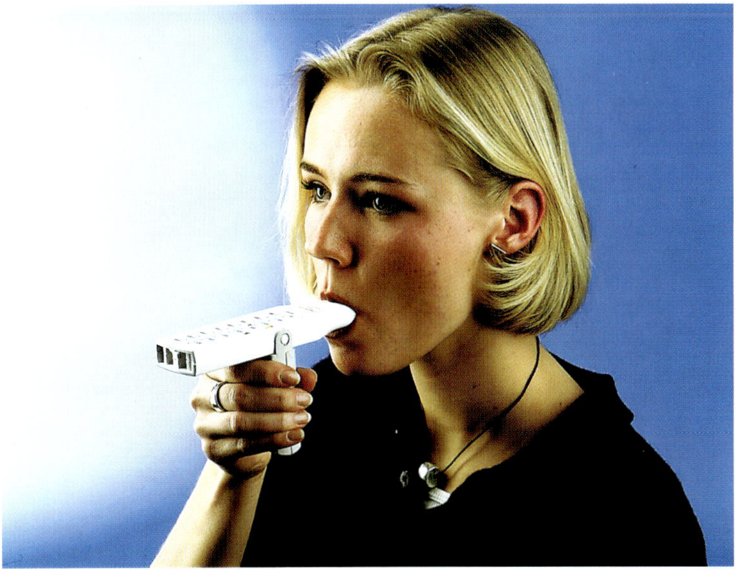

Der Patient kann die Peak-Flow-Messung leicht selbst zu Hause durchführen.

Die Peak-Flow-Normwerte werden in Liter pro Minute angegeben, sind je nach Alter, Körpergröße und Geschlecht unterschiedlich und können Tabellen entnommen werden. Bei einem 40-jährigen, 1,80 m großen Mann beträgt der normale Peak-Flow-Wert beispielsweise ca. 600 l pro Minute, bei einer gleichaltrigen, 1,65 m großen Frau nur 440 l pro Minute, für ein 1,40 m großes Kind ungefähr 300 l pro Minute. Bei einer Verengung der Atemwege, wie sie beim Asthma typisch ist, nimmt der Peak-Flow ab.

Wann ist eine Bronchoskopie erforderlich?

In manchen Fällen wird der Arzt auch eine Spiegelung der Atemwege (Bronchoskopie) durchführen. Dabei wird ein Endoskop (ein ungefähr bleistiftdickes, röhrenförmiges, biegsames Sichtinstrument, an dessen Ende sich eine Lichtquelle befindet) durch Nase oder Mund in die Luftröhre und in die Bronchien eingeführt. So kann der Arzt die Bronchien genau untersuchen, krankhafte Veränderungen erkennen und bei Krebsverdacht auch Gewebeproben entnehmen (was man als Biopsie bezeichnet). Darüber hinaus kann er bei einem akuten Asthmaanfall Schleim aus den Bronchien absaugen – bei schweren Asthmaanfällen ist dies manchmal eine lebensrettende Maßnahme. Für die Stellung der Diagnose „Asthma“ ist eine Bron-

Eine Bronchoskopie ist relativ ungefährlich. Komplikationen wie Blutungen oder Verletzungen der Atemwege treten nur selten auf.

choskopie nicht erforderlich. In Zweifelsfällen muss sie jedoch durchgeführt werden, um andere Ursachen auszuschließen. So kann beispielsweise ein eingeatmeter Fremdkörper, der nun in den Bronchien festsitzt, ähnliche Symptome hervorrufen wie Asthma. Auch andere Erkrankungen (beispielsweise Lungenkrebs) können mit Husten, Auswurf und Atemnot einhergehen.

Um hier Klarheit zu schaffen, ist eine Bronchoskopie manchmal unumgänglich – ebenso zur Abklärung von Blutbeimengungen im Auswurf, die länger als ein bis zwei Wochen bestehen. Eine Bronchoskopie zeigt dem Arzt auch, ob bereits Veränderungen der Bronchialschleimhaut vorliegen und wie ausgeprägt diese sind.

Blutgasanalyse

Manchmal ist auch eine Blutgasanalyse erforderlich. Dazu wird ein Tropfen Blut aus Ihrem Ohrläppchen entnommen und auf seinen Sauerstoff- und Kohlendioxidgehalt untersucht. Auch diese Untersuchung liefert wichtige Informationen: Im Asthmaanfall ist der Sauerstoffgehalt des Blutes immer erniedrigt. Ist gleichzeitig der Kohlendioxidgehalt des Blutes erhöht, so ist dies ein bedrohliches Zeichen von Erschöpfung.

Der nächste Schritt: Allergietests

Manchmal wird schon durch die Anamnese klar, unter welcher Allergie der Patient leidet (z. B. wenn er immer nur zur Zeit eines bestimmten Pollenflugs Beschwerden bekommt).

Sobald die Diagnose „Asthma“ feststeht, wird Ihr Arzt sich gemeinsam mit Ihnen der Klärung der nächsten Frage zuwenden: nämlich ob Ihr Asthma allergisch bedingt (extrinsisch) oder intrinsisch ist. Die Antwort auf diese Frage ist von nicht zu unterschätzender Wichtigkeit: denn viele Allergene kann man meiden, wenn man weiß, dass sie für die Beschwerden verantwortlich sind.

Es gibt mehrere Arten von Allergietests:

- Hauttests (Reibtest, Prick-Test, Scratch-Test, Intrakutantest)
- RAST-Test
- Provokationstest.

Hauttests

Am häufigsten werden zum Nachweis einer Allergie Hauttests durchgeführt. Welches Allergen der Arzt dabei testet, hängt vom Verdacht ab, den der Patient äußert oder der sich aufgrund der Anamnese ergeben hat. Meist wird gleich eine ganze Gruppe von Allergenen getestet: also beispielsweise mehrere Arten von Pollen, Hausstaub, Schimmelpilzsporen usw. Wenn sich dann beispielsweise zeigt, dass der Patient gegen Pollen allergisch ist, kann man den Verdacht weiter einkreisen, indem man in einem nächsten Schritt in Einzeltests ganz bestimmte Pollenarten testet.

Bei Hauttests wird das verdächtige Allergen entweder auf der Haut des Patienten aufgetragen oder in sie eingebracht und abgewartet, ob sich eine Reaktion darauf zeigt. Ist der Patient gegen eine bestimmte Substanz allergisch, so bildet sich innerhalb kurzer Zeit (etwa 20 bis 30 Minuten) eine Quaddel (rundliche, blassrosafarbene, juckende Erhebung) auf der Haut.

Antiallergika = Medikamente zur Behandlung von Allergien

Zur Kontrolle testet der Arzt nicht nur bestimmte Allergene, sondern stets auch eine Kochsalzlösung (gegen Kochsalz gibt es keine allergischen Reaktionen) und Histamin mit. Die Hautstelle, die mit der Kochsalzlösung in Berührung gebracht wird, darf bei dem Test nicht reagieren, während sich an der Histamin-Teststelle normalerweise immer eine Quaddel bildet. Wenn sich an der Stelle, an der das Histamin getestet wurde, keine Reaktion zeigt, so ist das eventuell ein Zeichen dafür, dass der Patient ein Antiallergikum eingenommen hat, das das Ergebnis des Allergietests verfälscht. Dann muss der Test nach Absetzen des Medikaments nach etwa einer Woche wiederholt werden.

Beim Reibtest wird das Allergen kräftig in die Haut an der Innenseite des Unterarms eingerieben. Dieser Test eignet sich allerdings nur zum Nachweis bestimmter Allergene und auch nur dann, wenn ein hoher Sensibilisierungsgrad gegenüber dem Allergen besteht. Zuverlässiger sind Tests, bei denen das Allergen in die Haut hineingelangt: Beim Prick-Test beispielsweise bringt der Arzt die Allergenlösung auf der Innenseite des Unterarms des Patienten auf und sticht dann mit einer Nadel durch den Tropfen hindurch leicht in die oberste Hautschicht hinein. Beim Scratch-Test ritzt er die Haut zuerst mit einer Lanzette an und trägt dann die Allergenlösung auf. Beim Intrakutantest wird der Allergenextrakt mit einer Nadel in die Haut gespritzt.

! Vor einem Hauttest dürfen und sollen Sie wie gewohnt Ihre Asthmamedikamente anwenden. Antihistaminika oder vorbeugende Asthmamedikamente wie z. B. Zyrtec® sollten Sie jedoch nicht einnehmen, da es dadurch zu einer Verfälschung des Testergebnisses (z. B. Unterdrückung der Quaddelbildung) kommen kann.

Antihistaminika = Arzneimittel, die die Wirkung des Histamins abschwächen oder aufheben

Normalerweise sind solche Hauttests vollkommen ungefährlich. Bei einer sehr starken Überempfindlichkeit des Patienten können besonders große, stark juckende Quaddeln entstehen, die aber harmlos sind. Auch ein leichter Asthmaanfall mit Husten oder geringfügiger Atemnot kann auftreten. Diesen Anfall kann der Arzt jedoch sofort durch Inhalation eines bronchienerweiternden Medikaments zum Abklingen bringen.

Nur in sehr seltenen Fällen – bei extrem hohem Sensibilisierungsgrad gegen das getestete Allergen – kann es zu einem anaphylaktischen Schock kommen. Auch dieser lässt sich jedoch durch entsprechende Notfallmaßnahmen in den Griff bekommen. Deshalb muss jeder Arzt, der Allergietests durchführt, in seiner Praxis über eine entsprechende Notfallausrüstung verfügen. Ist dem Arzt bereits vor dem Test bekannt, dass der Patient möglicherweise an einer starken Überempfindlichkeit gegenüber dem betreffenden Allergen leidet, kann er die Gefahr eines anaphylaktischen Schocks reduzieren, indem er besonders stark verdünnte Extrakte verwendet.

Was ist ein anaphylaktischer Schock?

Informieren Sie Ihren Arzt sofort bei den ersten Anzeichen ungewöhnlicher Symptome, damit er rechtzeitig Gegenmaßnahmen ergreifen kann!

Beim anaphylaktischen (allergischen) Schock handelt es sich um eine glücklicherweise seltene, aber lebensbedrohliche allergische Reaktion. Sie tritt nur bei extremer Empfindlichkeit gegen ein bestimmtes Allergen auf, und zwar meistens als Reaktion auf Injektionen (z. B. Penicillin). Das Allergen verursacht in diesem Fall die Freisetzung so großer Mengen an Histamin und anderen Entzündungsstoffen, dass es zu einer extremen Erweiterung der Blutgefäße mit starkem Blutdruckabfall kommt. Auch juckender Ausschlag, eine Verkrampfung der Atemwege, Schwellungen von Zunge und Rachen und Durchfall können auftreten. Erste Anzeichen sind Jucken und Brennen an den Handflächen und Fußsohlen, im Mund und an der Zunge.

RAST-Test

Mit dem RAST-Test (die Abkürzung steht für Radio-Allergo-Sorbent-Test) lassen sich spezifische Antikörper (IgE) gegen bestimmte Allergene (z. B. Pollen oder Hausstaub) im Blut nachweisen. Dazu entnimmt der Arzt dem Patienten etwas Blut und führt dann den Test durch. Leider ist er ziemlich aufwendig und teuer und wird daher nur eingesetzt, wenn die Hauttests keine klare Diagnose ergeben haben oder wenn eine Hauttestung nicht möglich ist (beispielsweise wegen einer Hauterkrankung oder weil der Patient Antihistaminika eingenommen hat).

Provokationstest

Sollte nach all diesen Tests immer noch Unklarheit darüber bestehen, wogegen der Patient allergisch ist, wird der Arzt einen Provokationstest durchführen. Dabei muss der Patient eine verdünnte Lösung der Substanz einatmen, die im Verdacht steht, sein Asthma auszulösen. Ist der Verdacht richtig, so bekommt der Patient leichte Atembeschwerden, und bei der Lungenfunktionsprüfung lässt sich eine Verengung der Atemwege nachweisen. Auch dieser Test ist ungefährlich, da es dabei nur zu leichten asthmatischen Beschwerden kommt, die auch nicht lange anhalten und sich durch Inhalation eines bronchialerweiternden Mittels rasch beseitigen lassen.

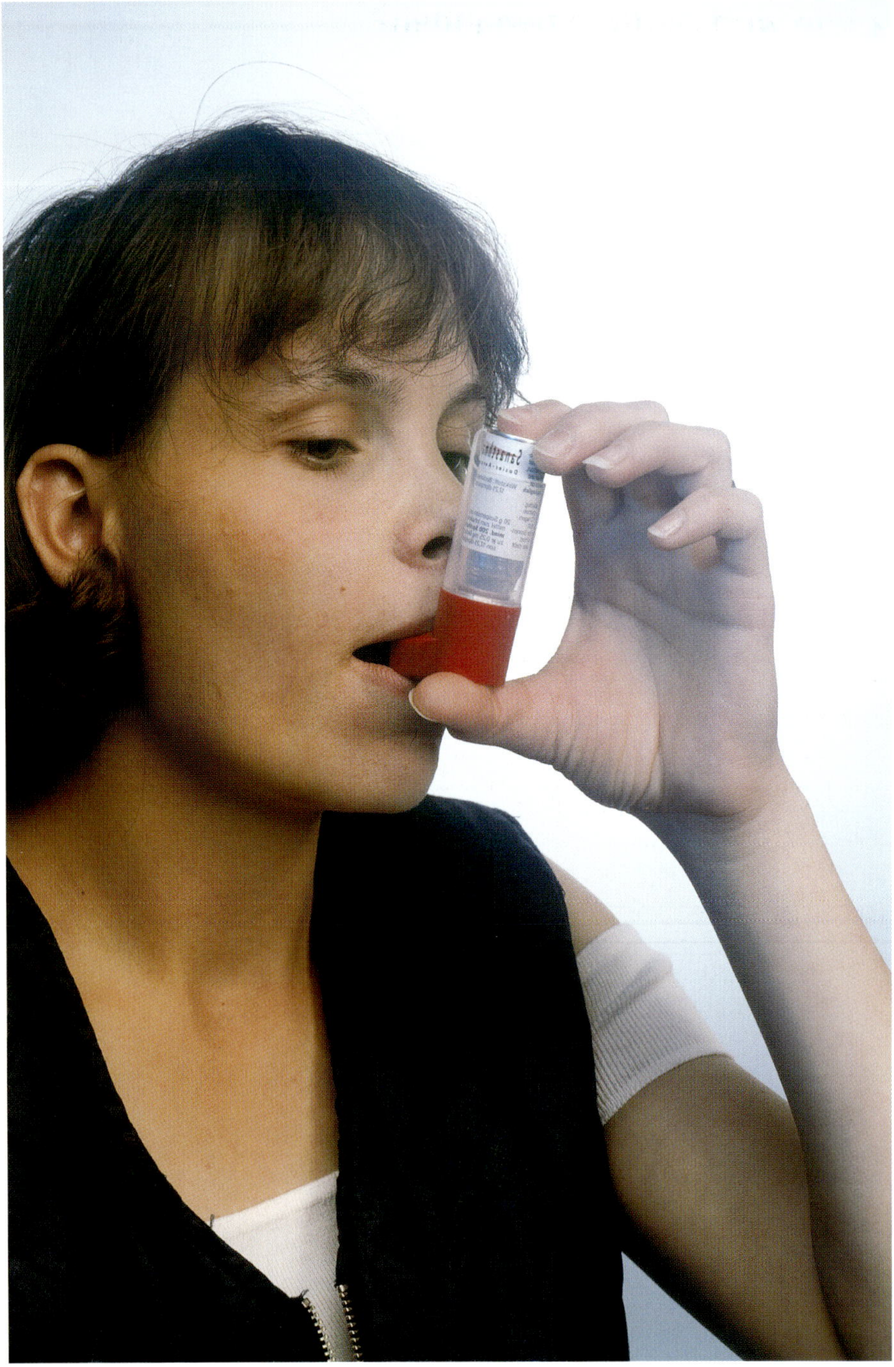

3 Wie wird Asthma behandelt?

Zum Glück gibt es heute so gute Behandlungsmöglichkeiten für Asthma, dass die meisten Patienten trotz ihrer Erkrankung ein weitgehend beschwerdefreies, erfülltes Leben führen und ohne große Einschränkung der Leistungsfähigkeit ihren Hobbys und ihrem Beruf nachgehen können. Die Sterblichkeit bei Asthmatikern ist in den leztzten 20 Jahren dank dieser guten Behandlungsmöglichkeiten stark gesunken.

Beim allergischen Asthma sind die Heilungsaussichten besonders günstig: Bei etwa einem Drittel aller Kinder, die an dieser Form des Asthmas leiden, legt sich die Erkrankung spätestens in der Pubertät von selbst. Doch auch ein im Erwachsenenalter erstmals aufgetretenes allergisches Asthma hat eine günstige Prognose. Wichtig ist allerdings eine optimale medikamentöse Einstellung und die konsequente Durchführung der Therapie.

Ziele der medikamentösen Therapie

Wir wissen inzwischen, dass dem Asthma eine Verkrampfung der Bronchien (verbunden mit Schleimhautanschwellung und vermehrter Schleimabsonderung) zugrunde liegt und dass darüber hinaus eine chronische Entzündung vorliegt, die zu einer Hyperreagibilität und im Lauf der Zeit zur bleibenden Schädigung der Atemwege führt. Daran orientieren sich die Therapieziele:

- Zunächst einmal muss beim Asthmaanfall die krampfartige Verengung der Bronchien gelöst werden, damit der Patient wieder besser Luft bekommt. Hierzu werden bronchienerweiternde Medikamente (Bronchospasmolytika) eingesetzt. Sie wirken sofort lindernd oder beseitigen die akute Atemnot beim Asthmaanfall.
- Außerdem muss die Entzündung und Schwellung der Bronchialschleimhaut beseitigt werden. Dies lässt sich leider nicht sofort, sondern nur allmählich erreichen. Dazu werden Kortikoide eingesetzt.
- Die Hyperreagibilität der Atemwege muss bekämpft, einer dauerhaften Schädigung der Atemwege muss vorgebeugt werden. Auch dieses Ziel lässt sich am besten durch Kortikoide erreichen.

Zur Behandlung von Asthma wird eine Vielzahl verschiedener Medikamente eingesetzt. Kortison nimmt dabei einen wichtigen Stellenwert ein.

Dauermedikation und Bedarfsmedikation

Ihren Aufgaben und ihrer Wirkung entsprechend teilt man die Asthmamedikamente in zwei Kategorien ein:

- Medikamente zur Dauermedikation (Basistherapie), die nicht sofort wirken, aber dennoch regelmäßig eingesetzt werden müssen, da sie die asthmatische Entzündungsreaktion bekämpfen und der Entstehung von Dauerschäden vorbeugen,
- Medikamente zur Bedarfsmedikation, die sehr rasch wirken und beim akuten Asthmaanfall eingesetzt werden, um die Atemnot und andere Beschwerden zu lindern.

Wichtig: eine konsequente Basistherapie

Zur Dauermedikation werden folgende Arzneimittel eingesetzt:
- Kortikoide (zur Inhalation und/oder zur Einnahme)
- lang wirkende $Beta_2$-Sympathomimetika.

Ergänzend können hinzutreten:
- Theophyllin
- Antileukotriene.

Keine Angst vor Kortison!

Kortikoide unterdrücken Allergie- und Entzündungsreaktionen.

Kortison ist das wichtigste Medikament für eine dauerhafte, erfolgreiche Asthmatherapie. Daher ist es besonders wichtig, es regelmäßig in der vom Arzt verordneten Weise anzuwenden.

Eigentlich handelt es sich beim Kortison um eine ganze Gruppe von Medikamenten, die man als „Kortikoide“ oder „Glukokortikoide“ bezeichnet. Auch unser eigener Körper produziert (in der Nebennierenrinde) Kortikoide, die mit tageszeitlichen Schwankungen ins Blut abgegeben werden. Sie haben die Aufgabe, unseren Kohlenhydrat-, Fett- und Eiweißstoffwechsel zu regulieren und entzündliche und allergische Reaktionen zu unterdrücken. Morgens ist die Kortikoidproduktion am höchsten, nachts am niedrigsten. In Belastungssituationen (etwa bei Hunger, Durst, Stress) wird die Kortikoidproduktion gesteigert. Die entzündungshemmende Wirkung dieser Substanzen macht man sich bei der Behandlung zahlreicher entzündlicher und allergischer Erkrankungen wie beispielsweise Rheuma, Arthritis und chronisch-entzündlichen Darmerkrankungen – und auch Asthma – zunutze. Zu diesem Zweck hat man synthetische Kortikoide hergestellt, die eine stärkere Wirkung haben als unsere körpereigenen.

Durch regelmäßige Anwendung von Kortikoiden geht die chronische Entzündung und Überempfindlichkeit der Bronchialschleimhaut zurück – eines der wichtigsten Ziele in der Asthmatherapie. Die Folge: Die Bronchialschleimhaut schwillt nicht mehr so leicht an, es wird weniger zäher Schleim gebildet. Die Lungenfunktion verbessert sich; Asthmaanfälle treten seltener auf. Eine frühzeitige regelmäßige Anwendung inhalierbarer Kortikoide führt zu einem günstigeren Krankheitsverlauf mit besserer Lebensqualität und höchstwahrscheinlich auch einer höheren Lebenserwartung. Deshalb verordnet der Arzt inhalierbare Kortikoide heute auch schon bei leichtem Asthma, das früher nur mit bronchienerweiternden Mitteln behandelt wurde: Denn auch bei leichten Formen des Asthmas besteht bereits eine Entzündung der Bronchialschleimhaut, die behandelt werden muss, um eine Verschlechterung zu vermeiden.

Nach ihrer Entdeckung wurden Kortikoide dank ihrer positiven Wirkungen zunächst für ein „Wundermittel" gehalten und daher sehr häufig und unkritisch – oft in viel zu hohen Dosen – eingesetzt, sodass zum Teil schwere unerwünschte Nebenwirkungen auftraten. Mittlerweile wird dieses Medikament jedoch so vorsichtig dosiert, dass kaum gravierende Nebenwirkungen zu erwarten sind. Dennoch bestehen in der Öffentlichkeit immer noch Vorurteile gegenüber Kortison, die sich nur schwer ausräumen lassen, obwohl sie – gerade beim Asthma – völlig unbegründet sind.

Viele schwere entzündliche und allergische Erkrankungen lassen sich nur mit Kortison behandeln. Bei richtiger Dosierung sind kaum unerwünschte Nebenwirkungen zu erwarten.

In den meisten Fällen werden Kortikoide bei Asthma nämlich nicht geschluckt, sondern inhaliert. Bei dieser Form der Anwendung sind kaum Nebenwirkungen zu befürchten, da das Medikament seine Wirkung nur dort entfaltet, wo es auch gebraucht wird – nämlich in den Atemwegen –, und nicht oder nur in äußerst geringen Mengen in den Blutkreislauf gelangt. Außerdem sind die inhalierten Kortisonmengen relativ niedrig.

Inhalierbare Kortikoide wirken nicht sofort, sondern frühestens nach ein paar Tagen; die volle Wirkung stellt sich meist erst nach drei bis vier Wochen ein. Daher sind diese Medikamente zur Behandlung eines akuten Asthmaanfalls nicht geeignet. Viele Patienten begehen den Fehler, ihre inhalierbaren Kortikoide eigenmächtig abzusetzen oder nicht regelmäßig anzuwenden, da sie eben im Gegensatz zu den bronchienerweiternden Medikamenten nicht sofort eine Wirkung spüren. Das kann verhängnisvolle Folgen haben, denn die bronchienerweiternden Sprays bekämpfen nur die Symptome, nicht aber den in den Atemwegen ablaufenden Entzündungsprozess. So kann es sein, dass der Patient sich – subjektiv betrachtet – eine Zeitlang wohl fühlt, weil er Asthmaanfälle immer sofort mit einem bronchienerweiternden Spray behandelt und dann wieder besser Luft bekommt. Unterschwellig aber schwelt der Entzündungsprozess in den Bronchien weiter und mit der Zeit kommt es zu Atemwegsveränderungen, die sich nicht wieder rückgängig machen lassen, und zu einer Verschlechterung des Asthmas. So werden häufig wertvolle Behandlungschancen vertan.

! Inhalierbare Kortikoide sind für den Notfall nicht geeignet! Dennoch ist ihre regelmäßige Anwendung unerlässlich.

Wie werden inhalierbare Kortikoide angewendet?

Normalerweise werden Kortikoide – je nach Anweisung des Arztes – zweimal täglich inhaliert: zwei, in Ausnahmefällen maximal vier Hübe morgens und abends. Meist reichen Tagesdosen bis 1 Milligramm aus. Die Tageshöchstdosis sollte 1,5 bis 2 Milligramm nach Möglichkeit nicht überschreiten. Bei dieser Dosierung sind die einzigen möglichen unerwünschten Nebenwirkungen eine leichte Heiserkeit und eine Candida-Pilzansiedlung im Mund und Rachenraum. Letztere lässt sich jedoch vermeiden, indem man entweder vor dem Essen inhaliert (sodass Reste des Kortisons sich nicht im Mund und Rachenraum anlagern können, sondern mit dem Speisebrei hinuntergeschluckt werden). Falls man das Medikament nicht vor dem Essen anwendet, sollte man sich nach dem Inhalieren gründlich den Mund ausspülen. Auch Inhalationshilfen (so genannte Spacer) verringern das Risiko einer Pilzerkrankung.

Wichtig: die richtige Inhalationstechnik

Etwa 50 % aller Asthmatiker handhaben ihr Dosieraerosol nicht richtig!

Viele Asthmatiker – selbst geübte Patienten – machen bei der Handhabung ihres Dosieraerosols etwas falsch. Solche Inhalationsfehler sind verhängnisvoll, da dann nicht die vorgesehene Menge des Medikaments in die Atemwege gelangt und somit auch nicht optimal wirken kann. Deshalb ist es wichtig, sich das richtige Inhalieren vom Arzt zeigen zu lassen bzw. ihm seine Inhalationstechnik vorzuführen, falls man den Verdacht hat, dabei irgendeinen Fehler zu machen.

Noch besser ist es, als Inhalationshilfe einen Inhaliervorsatz (auch Vorschaltkammer oder Spacer genannt) zu verwenden, der einfach auf das Dosieraerosol aufgesteckt wird. Er hat den Vorteil, dass man nicht gleichzeitig den Sprühstoß auslösen und einatmen muss (eine Koordination, die vielen Patienten schwer fällt), sondern zunächst einmal einen oder mehrere Hübe auslöst. Dann verteilt sich der Wirkstoff in der Vorschaltkammer und kann anschließend in aller Ruhe eingeatmet werden. Solche Inhaliervorsätze haben außerdem den Vorteil, dass das inhalierbare Kortison tiefer in die Bronchien eindringen kann und weniger davon in Mund und Rachenraum hängen bleibt, wo es zu Reizungen und Pilzbefall führen kann.

Was für Arten von Aerosolen gibt es?

Treibgas-Dosieraerosole haben den Nachteil, dass sie häufig FCKW-haltig sind und außerdem eine gewisse Koordination beim Inhalieren erfordern, die nicht alle Patienten beherrschen. Inhalationsfehler kommen daher häufig vor; diesem Problem kann man jedoch durch Benutzung einer Inhalierhilfe vorbeugen. Wegen der Umweltproblematik werden in zunehmendem Maß Dosieraerosole angeboten, die statt FCKW chlorfreie Hydrofluoralkane enthalten.

Trockenpulver-Inhalationssysteme, die den Wirkstoff in Pulverform enthalten, lassen sich leichter handhaben, da das Pulver durch einen Sog am Mundstück des Aerosols automatisch eingeatmet wird. Dadurch gelangt gleichzeitig auch eine größere Wirkstoffmenge in die Atemwege als beim Treibgas-Dosieraerosol; es bleibt weniger Kortison im Mund und Rachenraum hängen, was die Gefahr von Pilzinfektionen verringert. Eine Inhalierhilfe ist beim Trockenpulver-Dosieraerosol nicht notwendig.
Es gibt drei verschiedene Systeme: Beim „Turbohaler“ befindet sich das Pulver in einem Vorratsmagazin und wird in eine Wirbelkammer transportiert, aus der der Patient den Wirkstoff einatmen kann. Beim „Diskhaler“ ist das Pulver in einem scheibenförmigen Magazin enthalten, das man in den Inhalator einlegt. Bei der Anwendung wird das Magazin mit einem Dorn aufgestochen und der Wirkstoff freigesetzt. Allerdings haben in einem Magazin nur vier bis sechs Portionen Platz – man muss also regelmäßig nachfüllen. Pulverkapseln werden bei der Anwendung durchlöchert, sodass der Patient das Pulver einatmen kann.

Durch Abzählen der verbrauchten Pulverkapseln bzw. -portionen können Eltern kontrollieren, ob ihr Kind die verordneten Medikamente regelmäßig in der vorgeschriebenen Dosis inhaliert!

Alle Pulverinhalatoren haben allerdings den Nachteil, dass sie feuchtigkeitsempfindlich sind: Wenn Feuchtigkeit in die Geräte eindringt, verklumpt das Pulver, was natürlich dessen Wirksamkeit verringert. Außerdem muss der Patient bei solchen Inhalationssystemen in der Lage sein, kräftig einzuatmen. Für Patienten mit starker Atemnot sind Pulverinhalatoren daher nicht geeignet.

Düsen- und Ultraschallvernebler haben den Vorteil, dass sie überhaupt keine Koordination erfordern; die Inhalation wird während der Ruheatmung durchgeführt. Deshalb setzt man sie hauptsächlich bei Kleinkindern ein. Ihr Nachteil ist, dass sie von einer elektrischen Stromquelle abhängig und daher nicht so praktisch und handlich sind wie Treibgas- und Trockenpulver-Dosieraerosole.

Reinigen Sie das Mundstück Ihres Dosieraerosols regelmäßig mit lauwarmem Wasser (ohne Spülmittel)!

Richtiger Gebrauch des Treibgas-Dosieraerosols

- Schütteln Sie das Gerät vor dem Gebrauch, damit Treibgas und Wirkstoff sich gut vermischen können.
- Entfernen Sie die Schutzkappe.
- Halten Sie das Aerosol so, dass der Wirkstoffbehälter senkrecht nach oben zeigt, und atmen Sie aus.
- Umschließen Sie das Mundstück mit den Lippen, atmen Sie tief ein und lösen Sie dabei gleichzeitig durch Druck auf den Sprühknopf einen Sprühstoß (Hub) aus. Nun wird der Wirkstoff freigesetzt. Atmen Sie weiter so tief ein, wie Sie können.
- Halten Sie nun etwa zehn Sekunden lang den Atem an, damit das Medikament sich in Ihren Bronchien verteilen kann.
- Dann atmen Sie langsam durch die Nase wieder aus und nehmen den nächsten Hub.

Üben Sie die richtige Inhalationstechnik so lange, bis Sie sie perfekt beherrschen! Falls Sie nicht sicher sind, ob Sie alles richtig machen, führen Sie sie Ihrem Arzt vor.

Die häufigsten Inhalationsfehler

- Während man den Hub auslöst, muss man ruhig weiter einatmen, sonst kann der Wirkstoff nicht in die Bronchien gelangen. Diese Koordination zwischen Druck auf den Sprühknopf und Weiteratmen bereitet vielen Patienten Schwierigkeiten.
- Manche Patienten lösen den Sprühstoß entweder zu früh (vor dem Einatmen) oder zu spät (nach dem Einatmen) aus. Dann bleibt die ausgesprühte Substanz in Mund und Rachenraum hängen, statt sich in den Bronchien zu verteilen.

Inhalation mit Inhaliervorsatz (Spacer)

Falls Ihnen die richtige Inhalationstechnik Probleme bereitet, sollten Sie einen Inhaliervorsatz verwenden. Er erleichtert die Inhalation und beugt Pilzinfektionen im Mund und Rachenraum vor.

- Schütteln Sie Ihr Dosieraerosol.
- Stecken Sie den Inhaliervorsatz auf das Mundstück des Dosieraerosols und nehmen Sie das andere Ende des Inhaliervorsatzes in den Mund.
- Lösen Sie die vom Arzt verordnete Anzahl an Sprühstößen aus, sodass der Wirkstoff in den Inhaliervorsatz vernebelt wird, und atmen Sie ihn dann in mehreren Atemzügen tief ein. Beim Ausatmen wenden Sie sich von dem Gerät ab und atmen in die freie Luft aus.
- Reinigen Sie Ihren Inhaliervorsatz nach jedem Gebrauch gründlich mit warmem Wasser (falls Sie Spülmittel verwenden, muss mit klarem Wasser nachgespült werden) und trocknen Sie ihn anschließend von innen und außen.

Als Alternative bietet sich für Patienten, die mit dem Treibgas-Dosieraerosol Probleme haben, die Verwendung eines Trockenpulver-Inhalationssystems an, das das Kortison in Form von Trockenpulver enthält. Auch bei solchen Inhalationsgeräten gelangt eine größere Wirkstoffmenge in die Bronchien.

Druckgesteuerte Inhaliergeräte werden nur bei sehr schwerem Asthma eingesetzt; Sauerstoffinhaliergeräte eignen sich für Patienten, die infolge ihrer Erkrankung unter chronischem Sauerstoffmangel leiden.

Trockenpulver-Dosieraerosole und Pulverkapseln sind vor allem für Kinder gut geeignet, da sie sich leichter handhaben lassen.

Wie viel Medikament Ihr Treibgas-Dosieraerosol noch enthält, können Sie leicht feststellen, indem Sie den Kanister mit dem Wirkstoff herausnehmen und in ein Glas Wasser werfen. Wenn der Kanister bis auf den Grund des Glases sinkt, ist er voll; schwebt er auf halber Höhe, so ist er halb voll. Fast leere Kanister schwimmen ganz oben.

Therapie mit oralen Kortikoiden

Nur in schweren Fällen – zum Beispiel, wenn die Therapie mit inhalierbaren Kortikoiden nicht ausreicht oder das Asthma sich vorübergehend verschlimmert – ist die Einnahme von Kortikoiden erforderlich. In diesem Fall sollte sich der Patient nicht durch irrationale Ängste oder Vorurteile gegen Kortison dazu verleiten lassen, die vom Arzt verordneten Medikamente eigenmächtig abzusetzen oder nicht in der erforderlichen Dosis einzunehmen. Oft ist die orale Kortikoid-Therapie nur eine vorübergehende Maßnahme, bis es dem Patienten wieder besser geht. Außerdem wird der Arzt sich bemühen, die Kortisondosis so niedrig wie möglich zu halten, um das Risiko unerwünschter Nebenwirkungen zu minimieren.

Auch bei der oralen Einnahme von Kortikoiden tritt die Wirkung nicht sofort, sondern erst nach ein paar Stunden ein.

Meist werden zunächst 20 mg Prednison (oder eines ähnlichen Kortisonpräparats) eingenommen; dann wird die Dosis langsam reduziert, um die für den Patienten ideale Dosierung zu ermitteln. Wichtig ist, dass der Patient jetzt regelmäßig seine Peak-Flow-Werte misst und ein Asthma-Tagebuch führt, damit sowohl er selbst als auch der Arzt über alle Veränderungen (Verbesserung oder Verschlechterung des Zustands, zusätzliche belastende Umstände wie Allergenkontakt, Atemwegsinfekt etc.) informiert sind. Nur so kann er die Therapie optimal an den Zustand des Patienten anpassen. Bei einer Langzeittherapie mit oralen Kortikoiden ist meist eine Tagesdosis von 2,5 bis 10 mg ausreichend. Falls der Arzt es nicht anders verordnet hat, werden die Tabletten morgens zwischen sechs und acht Uhr eingenommen. Das ist die günstigste Tageszeit, weil dann im

Bei der Kortisontherapie hält sich der Arzt stets an das Prinzip: So wenig wie möglich – so viel wie nötig!

Körper auch die natürliche Kortisonausschüttung ihren Höhepunkt erreicht, sodass die zusätzliche Einnahme von Kortikoidtabletten den Hormonhaushalt nicht so stark beeinträchtigt wie zu anderen Tageszeiten. Es kann aber auch sein, dass der Arzt Ihnen empfiehlt, Ihre Kortikoiddosis in zwei Portionen – morgens und abends – aufzuteilen. Dies ist zum Beispiel bei häufigen und starken nächtlichen Asthmaanfällen sinnvoll. Meist werden dann etwa zwei Drittel der Dosis morgens eingenommen und der Rest abends.

! Wenden Sie Ihr Kortisonspray, sofern der Arzt Ihnen nichts anderes sagt, weiterhin regelmäßig an, auch wenn Sie Kortikoide in Tablettenform einnehmen! Meist lässt sich dadurch nämlich die Tablettendosis niedriger halten.

Ein eigenmächtiges Absetzen des Medikaments – etwa aus Angst vor Nebenwirkungen oder weil es dem Patienten wieder besser geht – kann verhängnisvolle Folgen haben: Oft kommt es dadurch zu schweren Asthmaanfällen. Und es gibt auch noch einen anderen Grund, warum orale Kortikoide niemals ohne Rücksprache mit dem Arzt abgesetzt werden dürfen: Wenn Kortikoide mehr als vier Wochen lang regelmäßig eingenommen oder injiziert werden, darf man sie niemals von einem Tag auf den anderen absetzen, sondern muss die Dosis langsam reduzieren. (Der Mediziner spricht in diesem Zusammenhang von „Ausschleichen".) Der Grund: Durch die medikamentöse Einnahme von Kortisonpräparaten wird die körpereigene Kortikoidproduktion reduziert. Setzt der Patient das Medikament nun plötzlich ab, kann der Körper nicht schlagartig wieder mehr Kortison produzieren und es kann zu gefährlichen Kortisonmangelzu-

Nur bei jedem zwanzigsten Asthmatiker ist das Asthma so schwer, dass er eine dauerhafte Therapie mit oralen Kortikoiden benötigt.

Fälle, in denen eine (oft nur vorübergehende) orale Kortikoid-Therapie notwendig sein kann:

- bei sehr schwerem Asthma, bei dem die anderen Medikamente nicht ausreichen
- bei einer Verschlechterung der Asthmabeschwerden und/oder des Peak-Flows, die sich durch eine Steigerung der Dosis inhalierbarer Kortikoide nicht beeinflussen lässt
- bei einem steigenden Bedarf an bronchienerweiternden Medikamenten
- bei hartnäckigen nächtlichen Asthmaanfällen, die sich anders nicht in den Griff bekommen lassen
- in vorübergehenden besonderen Belastungssituationen (z. B. Atemwegsinfekt, Allergenkontakt)

ständen kommen. Daher muss man den Körper langsam daran gewöhnen, wieder genügend eigenes Kortison auszuschütten. Der Arzt wird Ihnen erklären, wie Sie die Dosis langsam verringern können, und es ist wichtig, dass Sie sich genau an das von ihm vorgegebene Einnahmeschema halten.

Halten Sie sich unbedingt an die Einnahme- und Dosierungsempfehlungen Ihres Arztes und setzen Sie das Medikament niemals eigenmächtig ab!

! Informieren Sie den Chirurgen über Ihre Kortisontherapie, falls bei Ihnen ein operativer Eingriff notwendig sein sollte! Er wird dann dafür sorgen, dass Ihrem Körper auch vor, während und nach der Operation ausreichend Kortison zugeführt wird. Bei längerfristiger oraler Kortikoidtherapie sollte der Arzt Ihnen einen Kortikoidausweis ausstellen, damit auch ein fremder Arzt (z. B. in Notsituationen oder auf Reisen) darüber informiert ist, dass Sie regelmäßig Kortikoide einnehmen.

Wann sind Kortisoninjektionen erforderlich?

Normalerweise werden Kortikoide nur bei schweren Asthmaanfällen entweder in die Vene (intravenös) oder in den Muskel (intramuskulär) injiziert oder als Infusion verabreicht. Auch hierbei tritt die Wirkung allerdings erst nach ein paar Stunden ein.

Außerdem gibt es Kortikoid-Depotinjektionen. Dabei werden lang wirkende Kortikoide als so genannte „Dreiwochenspritze" in den Muskel injiziert. Dies sollte jedoch nur in seltenen Ausnahmefällen (bei Kindern überhaupt nicht) geschehen, da solche Injektionen naturgemäß eine sehr hohe Kortikoidmenge enthalten und eine solche Therapie (im Gegensatz zur Einnahme von Tabletten) nicht an die körpereigene Kortikoidproduktion angepasst werden kann, die dadurch viel stärker reduziert wird. Im Endeffekt wird dem Körper durch solche Depotinjektionen eine viel höhere Kortikoiddosis zugeführt, als er eigentlich benötigt. Hinzu kommt, dass viele Patienten sich an diese bequeme Dauermedikation gewöhnen und darüber die übrige Therapie (vor allem die Inhalation von Kortikoiden) vernachlässigen.

Es gibt auch Kortikoide in Zäpfchenform. Sie bieten sich vor allem für Kleinkinder an.

Was für unerwünschte Nebenwirkungen sind zu erwarten?

Mit Nebenwirkungen einer Kortikoidtherapie in Form von Tabletten oder Injektionen ist nur dann zu rechnen, wenn sie in höheren Dosen und über einen längeren Zeitraum hinweg durchgeführt wird.

Ihr Arzt wird sich bemühen, Ihre Kortikoiddosis möglichst gering zu halten, um das Risiko unerwünschter Nebenwirkungen zu minimieren.

Potenzstörungen sind eine seltene Nebenwirkung und sollten kein Grund sein, Ihr Kortikoid abzusetzen. Manchmal hilft die Umstellung auf ein anderes Kortisonpräparat!

Für die meisten Nebenwirkungen gibt es eine Schwellendosis (die individuell verschieden ist, jedoch in der Regel bei etwa 10 mg Prednisolon liegt), das heißt, die unerwünschten Wirkungen treten erst dann auf, wenn diese Dosis überschritten wird. Natürlich wird sich der Arzt in der Langzeittherapie stets bemühen, unterhalb dieser Schwellendosis zu bleiben. Außerdem sind die meisten Nebenwirkungen von Kortikoiden rückbildungsfähig, das heißt, sie verschwinden wieder, wenn das Medikament abgesetzt wird.

Rückbildungsfähige Nebenwirkungen sind Gewichtszunahme, Cushing-Syndrom, Bluthochdruck, Magenschleimhautentzündung, Magen- und Zwölffingerdarmgeschwüre, Haarausfall, Depressionen, Kaliummangel, häufigeres Auftreten von Infektionen, schlechtere Wundheilung, Muskelschwäche in Armen und Beinen, Akne, Menstruationsstörungen und Potenzstörungen.

Relativ häufig kommt es unter einer längerfristigen oralen Kortikoidtherapie zur Gewichtszunahme. Das kann zwei Gründe haben: Es wird mehr Wasser im Gewebe eingelagert (Ödem); Kortison hat aber auch eine appetitsteigernde Wirkung. Daher sollten Patienten unter einer Langzeittherapie mit Kortikoiden ihr Gewicht kontrollieren und müssen sich gegebenenfalls durch bewusste Ernährung bemühen, eine Gewichtszunahme zu vermeiden.

Bei manchen Patienten tritt auch das so genannte Cushing-Syndrom (ein aufgedunsenes Gesicht) auf. Außerdem kann es zu Bluthochdruck kommen; der Blutdruck normalisiert sich aber nach

Erfolgreiche Gewichtsreduktion

Die meisten Gewichtsreduktionsdiäten sind unwirksam, da sie entweder zu einseitig sind oder sich aus anderen Gründen nicht lange durchhalten lassen. Anschließend tritt dann der gefürchtete „Jo-Jo-Effekt“ auf, das heißt, man nimmt mehr an Gewicht zu, als man vorher abgenommen hatte. Eine sehr wirksame Methode, abzunehmen und das erreichte Wunschgewicht anschließend auch zu halten, ist das System der Weight Watchers, eines Anbieters kostenpflichtiger Gewichtsreduktionsprogramme. Weight-Watchers-Gruppen gibt es in allen größeren Städten. Die Gewichtsreduktion wird durch eine kalorienreduzierte, aber trotzdem abwechslungsreiche, schmackhafte und sättigende Kost nach einem genauen Ernährungsplan erreicht. Vor allem der Fettkonsum wird eingeschränkt; dafür isst man mehr Gemüse, Obst und Vollkornerzeugnisse. Die Unterstützung der Gruppe (man trifft sich wöchentlich, um das Gewicht zu kontrollieren und über Probleme zu sprechen) hilft beim „Abspecken“.

Absetzen des Medikaments rasch wieder. Magenschleimhautentzündung und Magen- oder Zwölffingerdarmgeschwüre sind seltene Nebenwirkungen und kommen hauptsächlich bei Patienten vor, die auch schon vor der Therapie an einem empfindlichen Magen litten oder schon einmal ein Magengeschwür hatten.

Auch Depressionen sind selten und treten in erster Linie bei Menschen auf, die bereits vor Beginn der Kortikoidtherapie darunter zu leiden hatten.

Relativ häufig kommt es bei einer Dauerkortisontherapie zum Kaliummangel. Er lässt sich durch eine kaliumreiche Kost ausgleichen. (Viel Kalium ist vor allem in Gemüse und Obst – insbesondere Trockenobst – enthalten.) Manchmal ist zusätzlich die Einnahme von Kaliumtabletten erforderlich, diese sollten jedoch nur nach Verordnung des Arztes eingenommen werden. Ferner können Infektionen häufiger auftreten, da Kortison die Aktivität der Lymphozyten hemmt und auf diese Weise die Immunabwehr schwächt.

Kaliumreiche Nahrungsmittel:
Spinat
Kresse
Petersilie
Datteln
Bananen
Avocados
Trockenobst
Nüsse und Kerne
Kakaopulver

Freilich gibt es auch Nebenwirkungen, die sich nicht wieder rückgängig machen lassen. Dies sind in erster Linie Wachstumshemmungen bei Kindern und Hautveränderungen, grauer Star, Osteoporose und die Entwicklung oder Verschlechterung eines Diabetes mellitus beim Erwachsenen.

Wegen der Gefahr einer Wachstumshemmung werden orale Kortikoide bei Kindern nur sehr selten – und nur dann, wenn sie unumgänglich notwendig sind – eingesetzt. Man versucht so lange wie möglich mit einer inhalativen Kortikoidtherapie auszukommen.

Bei langfristiger Einnahme oraler Kortikoide kann es zu Hautveränderungen kommen: Die Haut wird pergamentartig dünn und verletzlich, der Patient neigt zu Blutungen und Blutergüssen. Auch nach Beendigung der Kortisontherapie bleibt die Haut meist dünn und empfindlich.

Grauer Star tritt hauptsächlich bei älteren Patienten auf. Daher sollten Dauerkortisonpatienten (vor allem bei Einnahme hoher Dosen) sich zweimal im Jahr augenärztlich untersuchen lassen. Bei Fortschreiten der Erkrankung ist eine Augenoperation erforderlich, bei der die getrübte Linse entfernt und eine Kunststofflinse implantiert wird. Außerdem kann bei Patienten, die regelmäßig Kortikoide in höheren Dosen einnehmen, eine Osteoporose (Knochenschwund) auftreten. Dies gilt vor allem für Frauen nach den Wechseljahren, die ohnehin ein erhöhtes Osteoporoserisiko haben. Durch eine Knochendichtemessung (Knochendensitometrie), die viele Orthopäden durchführen, kann man feststellen, ob eine Osteoporose vorliegt oder nicht. Vorbeugen kann man durch viel körperliche Aktivität und eine kalziumreiche Ernährung.

Grauer Star (Katarakt) = Trübung der Augenlinse

Osteoporose = Schwund der knöchernen Gerüstsubstanz, sodass die Knochen porös und brüchig werden

Kalziumreiche Nahrungsmittel, mit denen man einer Osteoporose vorbeugen kann, sind insbesondere Milch und alle Milchprodukte, außerdem grünes Blattgemüse, grüne Salate und alle grünen Kohlarten (z. B. Brokkoli, Grünkohl, Löwenzahn, Spinat). Auch in Datteln, Feigen, Spinat, Kresse und Sesamkernen ist viel Kalzium enthalten.

Antileukotriene

Antileukotriene (auch als Leukotrienantagonisten oder Leukotrienrezeptorantagonisten bezeichnet) hemmen die Wirkung der Leukotriene; das sind Substanzen, die bei der Entstehung der asthmatischen Entzündung in der Bronchialschleimhaut eine wichtige Rolle spielen. Sie werden bei leichtem und mittelschwerem Asthma eingesetzt und lindern die Asthmabeschwerden, verbessern die Lungenfunktion und verringern manchmal den Bedarf an bronchienerweiternden Medikamenten und inhalierbaren Kortikoiden. Ihr Vorteil besteht darin, dass sie leichter anwendbar sind als diese (man nimmt sie in Tablettenform ein) und praktisch keine unerwünschten Nebenwirkungen haben.

Lang wirkende Beta$_2$-Sympathomimetika

Zur Erinnerung: Vagus und Sympathikus sind Bestandteile des vegetativen Nervensystems. Der Vagus verengt die Bronchien; der Sympathikus erweitert sie.

Hinter diesem komplizierten Namen verbergen sich Substanzen, die durch Anregung des sympathischen Nervensystems zu einer Erschlaffung der Bronchialmuskulatur und Erweiterung der Bronchien führen. Es handelt sich dabei um synthetisch hergestellte Abkömmlinge des Adrenalins, eines Hormons, das im Nebennierenmark hergestellt wird und unter anderem die Blutgefäße verengt, den Blutdruck erhöht, den Herzschlag beschleunigt und die Atemwege erweitert. (Daher bezeichnet man diese Medikamente auch als Betaadrenergika.) Früher war Adrenalin das einzige verfügbare rasch wirkende Asthmamedikament und wurde bei Asthmaanfällen häufig eingesetzt. Dann entwickelte man die Beta$_2$-Sympathomimetika, die ähnlich stark und schnell wirken wie das Adrenalin, ohne dessen unerwünschte Nebenwirkungen (z. B. starke Blutdruckerhöhung und Steigerung der Herzfrequenz) zu haben. Wegen dieser Nebenwirkungen wird Adrenalin heute nur noch gelegentlich als Notfallmedikament bei schweren Asthmaanfällen eingesetzt.

Man unterscheidet zwischen lang und kurz wirkenden Beta$_2$-Sympathomimetika. Die lang wirkenden Beta$_2$-Sympathomimetika beu-

Fragen, die man sich (gemeinsam mit dem Arzt) stellen sollte, wenn keine Therapie richtig zu helfen scheint:

- Ist die Dosis der Kortikoide und lang wirkenden $Beta_2$-Sympathomimetika hoch genug?
- Beherrsche ich die Inhalationstechnik richtig? (Als Versuch empfiehlt sich eventuell die Umstellung auf ein anderes Inhalationssystem oder Verwendung einer Inhalierhilfe.)
- Leide ich an einer Überfunktion der Schilddrüse (Hyperthyreose)? Dann brauche ich eine höhere Kortisondosis, denn eine Hyperthyreose erhöht den Kortikoid-Bedarf.
- Gehe ich „meinen" Allergenen wirklich konsequent genug aus dem Weg? Oder sind hier noch Verbesserungen möglich (Sanierung des Schlafzimmers bei Hausstauballergie, Allergenkarenz bei Pollenallergie etc.)?
- Stimmt die Diagnose Asthma?

gen Verkrampfungen der Bronchialmuskulatur vor und werden daher in der Langzeittherapie eingesetzt. Das heißt, dass der Patient sie – ebenso wie das inhalierbare Kortison – auch in beschwerdefreien Zeiten regelmäßig anwenden sollte. Formoterol und Salmeterol haben eine Wirkdauer von ungefähr zwölf Stunden, was sie vor allem für Patienten mit nächtlichen Asthmaanfällen zur idealen Medikation macht. Ein besonderer Vorteil von Formoterol besteht darüber hinaus darin, dass die Wirkung ebenso schnell eintritt wie bei den kurz wirkenden $Beta_2$-Sympathomimetika. Es gibt auch Kombinationspräparate aus einem inhalierbaren Kortikosteroid und einem lang wirkenden $Beta_2$-Sympathomimetikum. Sie sind eine Erleichterung für den Patienten, da er dann nur noch ein einziges Medikament anwenden muss und außerdem nicht in Versuchung gerät, seine Kortikoidtherapie zu vernachlässigen.

$Beta_2$-Sympathomimetika werden meist aus einem Dosieraerosol inhaliert; diese Darreichungsform ist am günstigsten, da die bronchienerweiternde Wirkung dabei am schnellsten (innerhalb weniger Minuten) eintritt. Es gibt sie aber auch in Tablettenform und als Lösung zum Einnehmen für kleine Kinder und Patienten, die nicht inhalieren können. Injektionen werden nur beim schweren Asthmaanfall verabreicht.

Gravierende Nebenwirkungen gibt es nicht; bei manchen Patienten tritt ein feines Fingerzittern auf, das jedoch meist nur anfangs besteht und im Lauf der Therapie wieder verschwindet. Auch zu Herzklopfen und einem leichten Unruhegefühl kann es (vor allem bei zu hoher Dosierung) kommen. Patienten mit ständigen Asthmabeschwerden können bis zu viermal ein bis zwei Hübe über den Tag

Ergebnis einer Umfrage: Die meisten Asthmapatienten sind nicht optimal eingestellt

Mit den heutzutage verfügbaren Medikamenten sollte eigentlich bei den meisten Patienten eine weitgehende Beschwerdefreiheit und eine kaum eingeschränkte Lebensqualität und Leistungsfähigkeit erreichbar sein. Folgende Ziele sind nach Meinung von Experten durchaus realistisch:

- Die Lungenfunktion ist fast normal.
- Verschlimmerungen und schwere Asthmaanfälle, die eine Notfallaufnahme ins Krankenhaus erforderlich machen, kommen kaum noch vor.
- Der Patient ist weitgehend beschwerdefrei und benötigt daher kaum noch zusätzliche bronchienerweiternde Medikamente.
- Er kann seinen gewohnten Aktivitäten uneingeschränkt nachgehen.
- Die tägliche Variationsbreite des Peak-Flow liegt unter 20 %.

Die Realität sieht leider völlig anders aus, wie eine kürzlich durchgeführte, groß angelegte Telefonbefragung von Asthmapatienten gezeigt hat:

- 56 % der befragten Patienten litten tagsüber, 31 % nachts an Asthmasymptomen.
- Bei jedem dritten Patienten waren diese Beschwerden mittelschwer bis schwer.
- Bei jedem dritten Asthmatiker traten außerdem immer wieder schwere Asthmaanfälle auf, die eine Notfalltherapie erforderlich machten.
- Bei 17 % kam es aufgrund der Asthmabeschwerden immer wieder zu Fehlzeiten im Beruf.
- 47 % konnten ihren sportlichen Aktivitäten nicht uneingeschränkt nachgehen.
- 26 % klagten über Beeinträchtigungen ihres gesellschaftlichen Lebens.

Schuld daran ist vor allem eine schlechte medikamentöse Einstellung der Patienten durch den behandelnden Arzt: Bei 45 % der befragten Patienten war noch nie ein Lungenfunktionstest durchgeführt worden! Ohne eine solche Untersuchung – und regelmäßige Peak-Flow-Tests, die der Patient zu Hause durchführt – ist natürlich keine richtige Einstellung möglich.

Eine schlechte medikamentöse Einstellung des Asthmas ist gefährlich, da sie mit der Zeit meist zu einer Verschlechterung der Lungenfunktion führt.

verteilt (morgens, mittags, nachmittags und abends) inhalieren. Eine Tagesdosis von acht Hüben sollte allerdings nicht überschritten werden.

Theophyllin

Theophyllin kommt als Naturstoff in vielen Pflanzen (beispielsweise Tee, Kaffee, Kakao und Colanüssen) vor und hat eine bronchienerweiternde und entzündungshemmende Wirkung, die allerdings schwächer ist als die des Kortisons. Es wird in Tablettenform eingenommen; in der Regel verordnet der Arzt Retardpräparate mit einer Langzeitwirkung von zehn bis zwölf Stunden. Meist wird eine Tablette morgens und eine abends eingenommen; bei häufigen nächtlichen Asthmaanfällen kann es auch sinnvoll sein, das Theophyllinpräparat nur abends und dafür in höherer Dosierung einzunehmen. Theophyllintropfen werden beim akuten Asthmaanfall eingesetzt, da bei ihnen die Wirkung besonders schnell eintritt. Theophyllin-Injektionen oder -Infusionen werden nur bei schweren Asthmaanfällen verabreicht.

Die Begriffe „Depot“ und „Retard“ bedeuten, dass der Wirkstoff langsam und allmählich freigesetzt wird, sodass die Wirkung besonders lange anhält.

Zu den unerwünschten Nebenwirkungen des Theophyllins, die insbesondere bei Einnahme höherer Dosen auftreten, gehören Übelkeit, Kopfschmerzen, Unruhe, Schlafstörungen und Herzklopfen. Daher ist eine genaue Dosierung bei Theophyllin besonders wichtig.

Um die optimale Dosis zu finden, kann der Arzt den Theophyllinspiegel im Blutserum des Patienten bestimmen.

Bedarfsmedikation

Beim akuten Asthmaanfall werden in erster Linie kurz wirksame Beta$_2$-Sympathomimetika inhaliert, bei denen die Wirkung sehr rasch eintritt und die es als Treibgas-Dosieraerosol und als Trockenpulver gibt. Achten Sie darauf, Ihr Dosieraerosol immer griffbereit zu haben – vor allem, wenn Asthmaanfälle bei Ihnen oft rasch und unerwartet auftreten! Bei Spaziergängen und Einkäufen sollten Sie es stets in der Tasche tragen; nachts sollte es auf dem Nachttisch stehen, damit es bei nächtlicher Atemnot rasch zur Hand ist.

Die Einnahme von Beta$_2$-Sympathomimetika in Tablettenform (als Retardpräparat, mit einer Wirkungsdauer von zehn bis zwölf Stunden) empfiehlt sich nur für Patienten, die aus bestimmten Gründen nicht oder nicht richtig inhalieren können; denn bei dieser Darreichungsform sind die unerwünschten Nebenwirkungen (Herzklopfen, Muskelzittern) häufiger und intensiver, außerdem tritt die Wirkung wesentlich langsamer ein. Im Gegensatz zu den lang wirksamen Beta$_2$-Sympathomimetika sollten die kurz wirkenden Präparate nicht regelmäßig, sondern nur bei Bedarf angewendet werden: bei

Dauerbeschwerden etwa drei- bis viermal am Tag jeweils zwei Hübe. Man kann das Spray auch vorbeugend vor Belastungssituationen (beispielsweise Sport) benutzen.

! Wenn der Bedarf des Patienten an $Beta_2$-Sympathomimetika zunimmt und seine Beschwerden sich trotz Dosissteigerung nicht bessern, so ist das ein sicheres Zeichen dafür, dass sein Asthma sich verschlechert hat und er nun eine höhere Dosis inhalierbarer Kortikoide benötigt. Dann sollte er dringend seinen Arzt aufsuchen, da in der Regel der Behandlungsplan umgestellt werden muss.

Antiallergika zur Vorbeugung

Die volle vorbeugende Wirkung von DNCG und Nedocromil tritt erst nach einer bis mehreren Wochen ein. Pollenallergiker müssen also darauf achten, rechtzeitig mit der Therapie zu beginnen.

Bei Kindern wirkt DNCG besser als bei Erwachsenen.

Es gibt auch Medikamente, die ausschließlich vorbeugend wirken, das heißt die Entstehung eines Asthmaanfalls verhindern können, beim akuten Asthmaanfall jedoch keine Wirkung haben: Dinatriumcromoglycat („DNCG“ abgekürzt und auch als Cromoglicinsäure bezeichnet), Nedocromil und Ketotifen. Diese Wirkstoffe stabilisieren die Mastzellen, sodass sie keine Entzündungsstoffe mehr ausschütten können. Ihre Wirkung ist allerdings schwächer als die der inhalierbaren Kortikoide. Geeignet sind sie vor allem für die Behandlung von leichtem allergischem Asthma, insbesondere bei Kindern; manche Kinder werden bei regelmäßiger Anwendung sogar völlig beschwerdefrei. DNCG gibt es als Dosieraerosol, Pulverkapsel und Inhalationslösung, auch in Kombination mit einem $Beta_2$-Sympathomimetikum.

Nedocromil ist als Dosieraerosol verfügbar; es wirkt etwas stärker und länger als DNCG und wird zweimal täglich inhaliert. Außer Hustenreiz und einer Verkrampfung der Bronchien beim Inhalieren (die jedoch selten auftreten und sich durch vorherige Inhalation eines $Beta_2$-Sympathomimetikums in der Regel vermeiden lassen) haben DNCG und Nedocromil keinerlei Nebenwirkungen.

Ketotifen gibt es nur in Kapselform und als Sirup. Es hat eine schwächere vorbeugende Wirkung als DNCG, die erst nach mehrwöchiger Einnahme zum Tragen kommt. Nebenwirkungen sind Müdigkeit, Schwindelgefühl, Mundtrockenheit und manchmal auch Appetitsteigerung.

Der Stufenplan der Deutschen Atemwegsliga

Um eine optimale, dem Schweregrad des Asthmas angepasste Therapie zu gewährleisten, hat die Deutsche Atemwegsliga einen Stufenplan aufgestellt. Danach wird Asthma – je nach Lungenfunktion und Ausmaß der Beschwerden – in vier verschiedene Schweregrade eingeteilt: vom nur gelegentlich auftretenden leichten Asthmaanfall bis hin zum schweren Dauerasthma. Nach dem Schweregrad richtet sich dann die Therapie: Während Patienten beim Schweregrad 1 (nur gelegentlich auftretende Asthmaanfälle) noch keine inhalierbaren Kortikoide benötigen, sondern mit kurz wirkenden Beta$_2$-Sympathomimetika auskommen, beginnt bereits bei Stufe 2 die inhalative Kortikoidtherapie mit niedrigen Dosen (als Alternative können DNCG oder Nedocromil ausprobiert werden; stellt sich der gewünschte Behandlungserfolg jedoch nicht ein, so muss auf Kortikoide umgestellt werden). Auf Stufe 3 (mittelgradiges Asthma mit täglichen Asthmaanfällen) wird die Kortikoiddosis erhöht und es kommen zusätzlich lang wirkende Beta$_2$-Sympathomimetika und eventuell Theophyllin zum Einsatz.

Auf Stufe 4 (schweres Asthma mit ständigen Beschwerden und einem stark eingeschränkten Peak-Flow) schließlich ist eine höhere Dosis inhalierbarer Kortikoide in Kombination mit oraler Kortikoidtherapie erforderlich. Kurz wirkende Beta$_2$-Sympathomimetika werden als Bedarfsmedikation auf allen vier Stufen eingesetzt.

Asthmaschweregrade

Bezeichnung			Symptome Tag	Symptome Nacht	Peak-Flow (Sollwert)
4		schwer	ständig	häufig	≤60 %
3	fortdauernd	mittelgradig	täglich	>1x pro Woche	>60 <80 %
2		leicht	<1x täglich	>2x pro Monat	≥80 %
1	zeitweilig		≤2x pro Woche	≤2x pro Monat	≥80 %

Asthmaschweregrade nach dem Stufenplan der Deutschen Atemwegsliga

Ein flexibles System

Da die Asthmabeschwerden ja nicht immer gleich bleiben, sondern in ihrem Schweregrad Schwankungen unterliegen, ist dieser Stufenplan als flexibles System zu verstehen: Die Behandlung ist jeweils der Stufe anzupassen, auf der der Patient sich momentan befindet. Lassen sich die Beschwerden durch die derzeitige Therapie nicht beherrschen oder tritt eine Verschlimmerung ein, so muss der Behandlungsplan umgestellt werden. Deshalb ist es so wichtig, dass der Patient eine Verschlechterung seines Zustands rechtzeitig er-

Stufenplan für die Asthma-Langzeittherapie. (Auf den Stufen 2 und 3 können zusätzlich Antileukotriene eingesetzt werden.)

Behandlungsplan

Stufe	Bedarfsmedikation	Dauermedikation
4	△	wie Stufe 3, jedoch inhalative Kortikoide: hohe Dosis plus orale Kortikoide
3	kurz wirkende $Beta_2$-Sympathomimetika	inhalative Kortikoide: mittlere Dosis lang wirkende $Beta_2$-Sympathomimetika Theophyllin
2	▽	inhalative Kortikoide: niedrige Dosis alternativ: DNCG, Nedocromil
1		keine

kennt und sofort seinem Arzt mitteilt. Ist hingegen eine stabile Situation erreicht, so kann die Medikamentendosis (aber nicht eigenmächtig, sondern nur nach Rücksprache mit dem Arzt) reduziert werden.

Was tun beim akuten Asthmaanfall?

Haben Sie keine Scheu, sofort den Notarzt zu rufen, wenn Sie Ihren Zustand als bedrohlich empfinden. Viele Asthmaanfälle verlaufen nur deshalb tödlich, weil der Patient zu lange zögert, ärztliche Hilfe zu holen!

Nicht nur beim Asthma an sich, sondern auch beim akuten Asthmaanfall unterscheidet man mehrere Schweregrade. Leichte und mittelschwere Anfälle sollte der Patient lernen, selbst zu Hause zu behandeln; beim schweren oder gar lebensbedrohlichen Asthmaanfall hingegen braucht er dringend ärztliche Hilfe. Wichtig ist es daher, dass der Patient rechtzeitig selbst erkennt, ob es sich um einen leichten oder schweren Asthmaanfall handelt, und sich im Notfall nicht scheut, sofort den Arzt zu rufen.

Der leichte bis mittelschwere Asthmaanfall

Bei einem leichten bis mittelschweren Anfall liegt der Puls pro Minute unter 120 und der Peak-Flow beträgt über 50 Prozent des individuellen Bestwerts. Der Patient kann noch normal sprechen.

Als Soforthilfsmaßnahme sollte er:

- zwei Hübe eines kurz wirkenden $Beta_2$-Sympathomimetikums inhalieren,
- eine atemerleichternde Stellung einnehmen,
- langsam und ruhig zu atmen versuchen und die Lippenbremse anwenden.

Falls sein Zustand sich nach zehn Minuten nicht deutlich gebessert hat, soll er:

Vorboten eines drohenden Asthmaanfalls:
- Druckgefühl in der Brust und/oder
- hartnäckiger, trockener Husten und/oder
- pfeifende Atmung
- Abfall des Peak-Flows auf unter 80 Prozent des Durchschnittswerts

Es ist wichtig, schon die ersten Anzeichen eines Asthmaanfalls zu erkennen, um möglichst rasch etwas dagegen tun zu können.

- nochmals zwei Hübe des $Beta_2$-Sympathomimetikums inhalieren,
- eine Kortisontablette (20 mg Prednisolon oder ähnliches Präparat) einnehmen.

Falls danach immer noch keine Besserung eintritt, muss der Notarzt gerufen werden.

Um eine Wiederholung zu vermeiden, sollte der Patient jetzt unbedingt regelmäßig seine Peak-Flow-Werte messen, ein Asthma-Tagebuch führen und seinen Arzt über den Anfall informieren, damit dieser den Behandlungsplan überprüfen und gegebenenfalls ändern kann. Außerdem sollte er sich – auch wenn es ihm wieder gut geht – innerhalb der nächsten 48 Stunden einer ärztlichen Kontrolluntersuchung unterziehen.

Der schwere Asthmaanfall

Typisches Kennzeichen eines schweren Asthmaanfalls ist die schnelle, keuchende Atmung. Der Patient ist so kurzatmig, dass er kaum noch sprechen kann. Sein Puls pro Minute liegt über 120. Die Haut wird blass und feuchtkalt; manchmal färben sich durch den Sauerstoffmangel sogar die Lippen blau. Jetzt ist rasches Handeln notwendig. Wichtig ist aber, trotzdem nicht in Panik zu verfallen, da jede Aufregung die Atemnot verschlimmert.

Die Notfallmedikamente für den akuten Asthmaanfall ($Beta_2$-Sympathomimetikum, Kortisontabletten) sollten immer griffbereit sein, ebenso die Telefonnummern von Hausarzt und Notarzt.

Als Soforthilfsmaßnahme sollte der Patient:
- vier Hübe eines kurz wirkenden $Beta_2$-Sympathomimetikums inhalieren,
- eine atemerleichternde Stellung einnehmen,
- die Lippenbremse anwenden,
- eine Kortisontablette (100 mg Prednisolon oder ähnliches Präparat) einnehmen.

Falls keine rasche Besserung eintritt, muss sofort der Notarzt gerufen werden.

! Beruhigungsmittel dürfen beim schweren Asthmaanfall auf keinen Fall eingenommen werden! Sie können zum Atemstillstand führen.

Lippenbremse und Kutschersitz: Hilfen beim akuten Asthmaanfall
Die „Lippenbremse“ sollte jeder Asthmatiker beherrschen. Bei dieser Atemtechnik wird durch die gespitzten Lippen ausgeatmet. Der Ausatemstrom wird also mit den Lippen „gebremst“. Der Grund: Wenn man mit aller Kraft auszuatmen versucht, werden die Bronchien noch stärker zusammengedrückt und die Atemnot verschlimmert sich.
Aus dem gleichen Grund sollte man sich auch bei hartnäckigem, schwer abhustbarem Schleim bemühen, nicht zu stark zu husten: Das reizt die Bronchien noch mehr und kann zu einer noch stärkeren Verkrampfung führen.
Wichtig ist jetzt auch eine entspannte Körperhaltung. Ideal ist der Kutschersitz, bei dem der Patient mit leicht gegrätschten Beinen und rundem Rücken auf einem Stuhl sitzt, den Kopf locker herabhängen lässt und die Unterarme auf die Oberschenkel stützt. Stattdessen kann man auch Kopf und Arme auf eine Tischplatte legen.

Falls Sie eine Entspannungstechnik (z. B. autogenes Training) beherrschen, sollten Sie versuchen, sie beim Asthmaanfall einzusetzen.

Der Notarzt wird dem Patienten ein Kortisonpräparat und Theophyllin spritzen oder per Infusion verabreichen. Eventuell spritzt er auch noch ein Beta$_2$-Sympathomimetikum und ein Schleim lösendes Medikament. Im Notfall kann er dem Patienten über eine Nasensonde Sauerstoff zuführen. Dann wird er ihn ins Krankenhaus einweisen, wo noch weitere Behandlungsmöglichkeiten für den Notfall zur Verfügung stehen: Der Patient kann künstlich beatmet und zäher Schleim mit dem Bronchoskop aus den Bronchien abgesaugt werden.

Ein über mehrere Stunden anhaltender schwerer Asthmaanfall wird als Status asthmaticus bezeichnet. In solchen Fällen ist notärztliche Hilfe und die Einweisung in ein Krankenhaus unumgänglich, denn ein solcher Anfall ist immer lebensbedrohlich.

Häufigste Ursachen eines schweren Asthmaanfalls:
Viele Auslöser schwerer Asthmaanfälle lassen sich durch richtiges Verhalten und konsequente Durchführung der medikamentösen Asthmatherapie vermeiden. Deshalb ist es wichtig, die häufigsten Ursachen eines schweren Asthmaanfalls zu kennen:

- akute Atemwegsinfektion
- eigenmächtiges Absetzen von Kortikoiden
- intensiver Allergenkontakt
- Einatmung von Reizgasen
- psychische Belastungssituation
- Einnahme von Medikamenten, die Asthma auslösen können (z. B. Schmerzmittel, Betablocker)

Anstrengungsasthma und nächtliches Asthma

Bei Anstrengungsasthma – das vor allem bei Kindern häufig auftritt – empfiehlt es sich, vor körperlichen Belastungen (beispielsweise Sport oder einem Spiel im Freien) ein bis zwei Hübe eines $Beta_2$-Sympathomimetikums zu inhalieren.

Das ist auch bei nächtlichen Asthmaanfällen die beste Erste-Hilfe-Maßnahme. Zusätzlich kann man vorbeugen, indem man – nach Verordnung des Arztes – abends eine Theophyllin-Retard-Tablette einnimmt. (Normalerweise wird Theophyllin morgens und abends verabreicht; bei vorwiegend nachts auftretenden Asthmaanfällen kann man jedoch auch die gesamte Dosis abends vor dem Schlafengehen einnehmen.) Stattdessen kann der Patient ein lang wirkendes $Beta_2$-Sympathomimetikum inhalieren, dessen Wirkung ebenfalls die ganze Nacht über anhält.

Achten Sie darauf, abends genug zu trinken!

Wichtig ist jedoch auch und gerade bei nächtlichem Asthma eine konsequent durchgeführte Therapie mit inhalativen Kortikoiden, da sie die Entzündung der Bronchialschleimhaut am besten eindämmt und damit langfristig den quälenden nächtlichen Atemnotanfällen vorbeugt. Falls alle diese Maßnahmen nicht helfen, ist zu überlegen, ob der Patient vielleicht zusätzlich ein Kortikoid in Tablettenform benötigt.

Folgendes sollte immer auf Ihrem Nachttisch stehen: ein Getränk und ein Dosieraerosol mit $Beta_2$-Sympathomimetikum

Was tun beim nächtlichen Asthmaanfall?

- Gleich beim ersten Anzeichen (Hustenreiz oder Atemnot) zwei Hübe eines $Beta_2$-Sympathomimetikums inhalieren und einige Schlucke eines Getränks trinken.
- Falls nach fünf bis zehn Minuten keine Besserung eintritt: nochmals zwei Hübe aus dem Dosieraerosol nehmen.

Eine wichtige Therapiekontrolle: das Asthma-Tagebuch

Patienten, bei denen die asthmatischen Beschwerden starken Schwankungen unterliegen, deren Asthma sich verschlimmert oder deren Behandlungsplan umgestellt wird, sollten ein Asthma-Tagebuch führen. In diesem Tagebuch vermerkt der Patient seine Peak-Flow-Werte, die eingenommenen und inhalierten Medikamente, Art und Stärke seiner Beschwerden und etwaige besondere Vorkommnisse (Atemwegsinfekt, Allergenkontakt, Urlaub, psychische oder körperliche Belastung etc.). Das Asthma-Tagebuch ermöglicht dem Arzt wertvolle Rückschlüsse darüber, ob das Asthma seines Patienten sich verschlimmert hat und ob eventuell eine Umstellung der Therapie notwendig ist.

Den Peak-Flow selbst messen

Lassen Sie sich die Anwendung des Gerätes vom Arzt zeigen!

Peak-Flow-Meter sind klein und handlich und nicht teuer, und die Peak-Flow-Messung ist auch nicht schwierig, sodass der Patient sie nach Anleitung durch den Arzt problemlos allein zu Hause durchführen kann:

- Halten Sie das Peak-Flow-Meter waagerecht vor den Mund.
- Atmen Sie möglichst tief ein und halten Sie die Luft an.
- Umschließen Sie nun das Mundstück des Gerätes fest mit den Lippen.
- Atmen Sie aus, so kräftig Sie können, und lesen Sie den Messwert ab.
- Wiederholen Sie dies insgesamt dreimal.
- Tragen Sie den besten Wert in Ihr Asthma-Tagebuch ein.

Wichtig ist, den Peak-Flow stets in der gleichen Körperhaltung und zur gleichen Tageszeit (in der Regel morgens nach dem Aufstehen und abends vor dem Zubettgehen) zu messen. Morgens sind die Werte normalerweise tiefer, im Lauf des Vormittags erreichen sie ihren Höhepunkt und gegen Abend und nachts sinken sie dann wieder ab. Diese geringfügigen tageszeitlichen Schwankungen sind völlig normal.

Ist Ihr Atemwegszustand stabil, so genügen gelegentliche, stichprobenartige Peak-Flow-Kontrollen.

Der Arzt wird Ihnen Ihren individuellen Peak-Flow-Bestwert nennen: Das ist der Wert, den Sie bei optimaler medikamentöser Einstellung Ihres Asthmas und bestmöglichem Befinden erhalten. Anhand dieses Bestwerts können Sie eine etwaige Verschlimmerung Ihres Asthmas erkennen. Das ist sehr wichtig, denn oft können Asthmatiker ihr Befinden subjektiv nicht richtig einschätzen; sie nehmen Verschlechterungen ihres Zustands nicht rechtzeitig wahr, weil sie sich immer noch relativ wohl fühlen, und versäumen damit kostbare Zeit, die für eine Umstellung ihres Behandlungsplans genutzt werden könnte.

Hilfe zur Selbsthilfe: das Ampel-System

Für die Selbstbeurteilung Ihrer Peak-Flow-Werte hat die Deutsche Atemwegsliga ein einfaches Hilfsmittel entwickelt: das Ampel-System.

Liegen die Peak-Flow-Werte zwischen 80 und 100 Prozent Ihres Bestwerts, so haben Sie „grünes Licht“. Das heißt, Ihr Asthma ist gut eingestellt. Sie sind fit und leistungsfähig und haben nur minimale Beschwerden. Ihr Dosieraerosol mit dem kurz wirksamen $Beta_2$-

Was man tun kann, um Asthmaanfälle zu vermeiden

- Falls Sie Raucher sind, geben Sie das Rauchen auf! Es schädigt Ihre Atemwege zusätzlich und führt zu einer Verschlimmerung Ihrer Erkrankung und zu häufigeren Asthmaanfällen. Vermeiden Sie möglichst auch Passivrauchen – halten Sie sich nicht in verrauchten Räumen auf und bitten Sie Gäste, in Ihrer Wohnung nicht zu rauchen.
- Bei vielen Patienten löst kalte Luft Asthmaanfälle aus. Falls das bei Ihnen der Fall ist, sollten Sie Nase und Mund mit einem Schal abdecken, wenn Sie bei Kälte ins Freie gehen.
- Viele Patienten reagieren empfindlich auf Abgase und Küchendünste. Finden Sie heraus, welches Ihre individuellen Asthmaauslöser sind, und meiden Sie sie nach Möglichkeit.

Raucher, die von einem Tag auf den anderen mit dem Rauchen aufhören, haben eine bessere Chance als diejenigen, die ihren Zigarettenkonsum allmählich zu reduzieren versuchen.

Sympathomimetikum brauchen Sie aus diesem Grund nur selten zu benutzen.

Bei Peak-Flow-Werten zwischen 50 und 80 Prozent des Bestwerts zeigt die Ampel auf Gelb. Das heißt, jetzt ist Vorsicht angesagt. Die Entzündung Ihrer Bronchialschleimhaut und die Verkrampfungsbereitschaft Ihrer Bronchialmuskulatur haben zugenommen. (Typisch für diesen „gelben Bereich" sind auch tägliche Schwankungen der Peak-Flow-Werte zwischen 20 und 30 Prozent.) Sie fühlen sich jetzt nicht mehr so wohl, haben häufiger Atemnot und müssen Ihr Bedarfsmedikament häufiger benutzen. Auch die nächtlichen Beschwerden nehmen zu.

Dies ist ein Zeichen dafür, dass die Dosis Ihrer Dauermedikation (Kortikoide, lang wirkendes Beta$_2$-Sympathomimetikum etc.) erhöht werden muss. Oft ist dies nur vorübergehend erforderlich, bis Sie sich wieder im „grünen Bereich" befinden. Sie sollten daher in den nächsten Tagen Ihren Arzt aufsuchen. Außerdem ist es empfehlenswert, Ihre Peak-Flow-Werte zur Kontrolle jetzt viermal täglich zu messen.

Liegen die Peak-Flow-Werte unter 50 Prozent Ihres Bestwerts, besteht Gefahr. Jetzt liegen schwere asthmatische Beschwerden vor. Nehmen Sie Ihre Notfallmedikamente für den akuten Asthmaanfall ein und wenden Sie Kutschersitz und Lippenbremse an. Falls Ihre Peak-Flow-Werte nach 20 Minuten nicht um mindestens 40 bis 50 Einheiten angestiegen sind, sollten Sie den Notarzt rufen. Doch auch wenn es Ihnen nach Einnahme der Medikamente wieder besser geht, ist es sinnvoll, spätestens am nächsten Tag den Arzt aufzusuchen – denn höchstwahrscheinlich wird die Besserung nicht von langer Dauer sein.

Sagen Sie Ihrer Allergie den Kampf an!

Wenn Sie unter allergischem Asthma leiden, haben Sie gegenüber anderen Asthmatikern einen entscheidenden Vorteil: Sie können Ihr Leiden aus zwei Richtungen bekämpfen. Das heißt, zusätzlich zur Einnahme Ihrer Asthmamedikamente haben Sie auch noch die Möglichkeit, etwas gegen Ihre Allergie zu tun.

Der beste und wirksamste Weg hierzu ist stets die Allergenkarenz – das heißt, Sie müssen versuchen, Ihr Allergen nach Möglichkeit zu meiden. So erreichen Sie am besten eine Stabilisierung oder möglicherweise sogar Heilung Ihres Asthmas. Selbst bei Allergenen, die überall anzutreffen sind oder „in der Luft liegen" wie beispielsweise Pollen, gibt es immer Möglichkeiten, den Allergenkontakt zumindest auf ein Minimum zu beschränken.

Wie man den leidigen Pollen aus dem Weg geht

Selbst Pollen können Sie ein Schnippchen schlagen, indem Sie sich in den Zeiten des stärksten Pollenflugs möglichst nicht im Freien aufhalten. Der auf den Seiten 68/69 abgebildete Pollenflugkalender bietet Ihnen einen ungefähren Überblick darüber, welche Pollen um welche Jahreszeit „unterwegs" sind; allerdings ist dies von Region zu Region starken Schwankungen unterworfen. Zuverlässiger sind Pollenflugvorhersagen in der Zeitung, im Rundfunk oder per Telefon, die sich jeweils nur auf eine bestimmte Region beziehen und Ihnen genau verraten, wann, wo, in welcher Menge und in welche Richtung die Pollen fliegen.

Alternative Therapieverfahren wie Homöopathie sind beim Asthma nicht sehr erfolgreich. Auf keinen Fall darf über einem solchen Verfahren die vom Arzt verordnete Therapie vernachlässigt werden!

Der Grad der Pollenbelastung hängt natürlich auch vom Wetter ab: An sonnigen, trockenen, windigen Tagen ist der Pollenflug am stärksten. An solchen Tagen sollten Sie den Aufenthalt im Freien auf ein absolut notwendiges Minimum beschränken und Türen und Fenster geschlossen halten. Lüften ist an solchen Tagen nur abends und nachts zwischen 22 und drei Uhr erlaubt, weil die Pollenbelastung um diese Zeit geringer ist. Auf das Schlafen bei geöffnetem Fenster muss man leider verzichten; an Regentagen darf dafür wieder ausgiebig gelüftet werden. Die beste Zeit für Spaziergänge und sonstige Aktivitäten im Freien ist kurz nach einem Regenguss; denn der Regen reinigt die Luft von Pollen.

Außerdem sollten Sie Ihre Straßenkleidung außerhalb des Schlafzimmers ausziehen und sich jeden Abend die Haare waschen, um möglichst keine Pollen, die sich tagsüber darin verfangen haben, ins Schlafzimmer „einzuschleppen". Selbstverständlich dürfen Sie Ihre

Bettwäsche tagsüber nicht im Freien lüften, da auch sie sonst abends garantiert mit Pollen behaftet ist.

Wenn Sie nur gegen eine Pollenart allergisch sind, haben Sie einen großen Vorteil: Denn dann brauchen Sie Ihre Vorsichtsmaßnahmen nur auf die Zeit zu beschränken, in der „Ihre“ Pollen fliegen. Außerdem besteht immer die Möglichkeit, Ihren Urlaub in die betreffende Pollensaison zu legen. Die idealen Urlaubsgebiete für Pollenallergiker sind das Meer und das Hochgebirge: Dort fliegen kaum Pollen.

Im Gebirge und an der See wachsen andere Pflanzen, die oft kürzere Blütezeiten haben. In Küstengebieten kommt der Wind oft vom Meer her; daher ist die Luft dort praktisch pollenfrei.

Kreuzallergien

Häufig reagieren Pollenallergiker auch auf pflanzliche Nahrungsmittel empfindlich, die mit den Pflanzen, gegen deren Pollen sie allergisch sind, botanisch verwandt sind. Wenn Sie jedes Mal nach dem Verzehr eines bestimmten Nahrungsmittels asthmatische Beschwerden bekommen, leiden Sie vielleicht an einer solchen Kreuzallergie.

Baumpollenallergiker vertragen zum Beispiel häufig keine Nüsse und kein Stein- und Kernobst. Wer unter einer Gräserpollenallergie leidet, reagiert unter Umständen allergisch auf Getreide, Hülsenfrüchte, Honigmelonen, Kartoffeln, Kiwis, Tomaten, Mohrrüben, Spinat und Sellerie. Kräuterpollenallergiker vertragen häufig keine Kräuter und Gewürze; aber auch Bananen, Artischocken, Gurken, Mangos, Melonen, Mohrrüben, Sellerie, Tomaten, Paprika und Zwiebeln können problematisch sein. Manche dieser Nahrungsmittel werden allerdings durch Erhitzen besser verträglich, weil manche allergieauslösende Substanzen dann ihre Wirkung verlieren.

So schaffen Sie eine „milbenfeindliche“ Umgebung

Da Hausstaubmilben sich bei Wärme und hoher Luftfeuchtigkeit am wohlsten fühlen, sollte die Temperatur im Schlafzimmer nicht über 20 °C und die Luftfeuchtigkeit unter 50 Prozent liegen. (Zur Kontrolle empfiehlt sich die Anschaffung eines Hygrometers, der die Luftfeuchtigkeit misst.)

Staubfänger wie Plüschtiere sollte der Hausstauballergiker nicht in seiner Wohnung haben; zumindest ist im Schlaf- und Kinderzimmer (und erst recht natürlich im Bett) unbedingt darauf zu verzichten.

Auch Teppiche und Teppichböden sind ein bevorzugter Aufenthaltsort für Milben. Daher sollte der Hausstauballergiker glatte,

Falls Ihr Kind auf Kuscheltiere im Bett nicht verzichten will, waschen Sie sie regelmäßig oder legen Sie sie ins Tiefkühlfach (das tötet Milben ab) und dann an die Sonne.

Pollenflugkalender

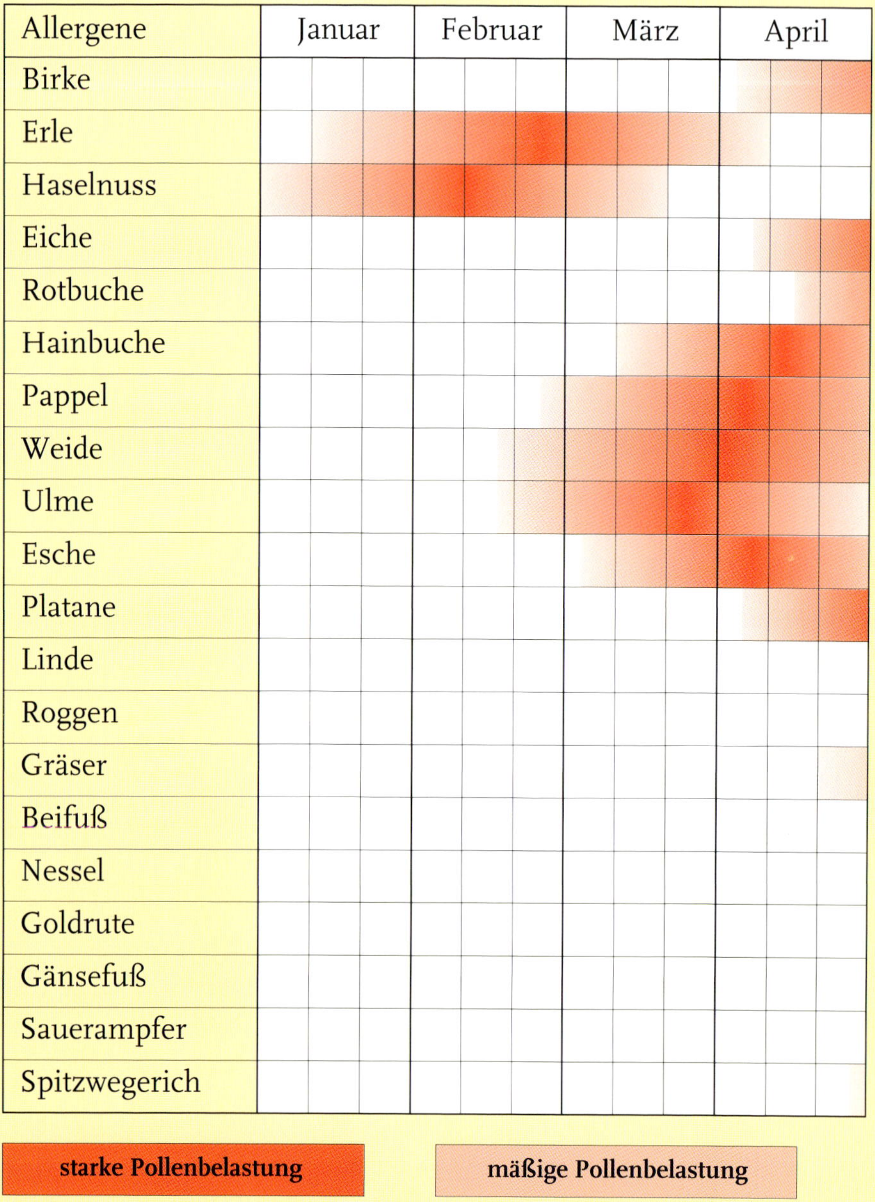

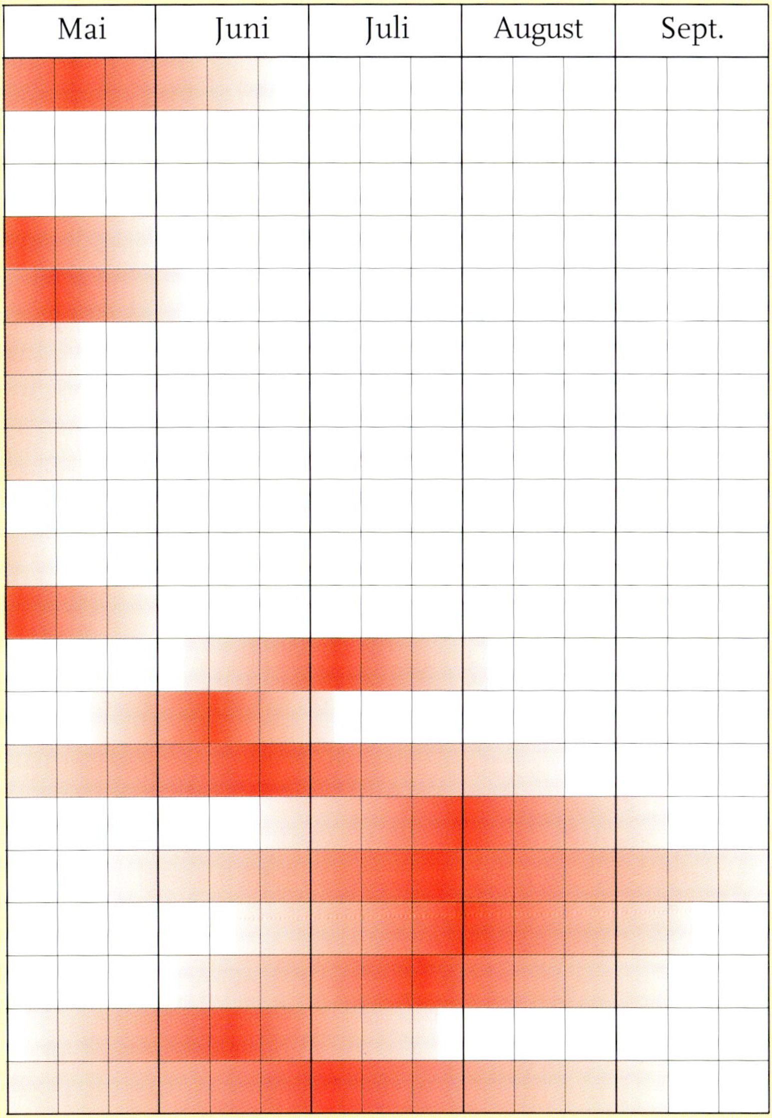

schwache Pollenbelastung

Im Bergland über 600 m wird der Pollen oft später freigesetzt.

Lassen Sie Decken und Kleidungsstücke nicht im Schlafzimmer herumliegen, sondern verstauen Sie sie in geschlossenen Schränken!

wischbare Böden (Steinfliesen, Parkett oder Linoleum) bevorzugen; wenn er absolut nicht auf einen Teppich verzichten möchte, sollte er kurzflorige Ware wählen. Gestrichene Wände sind weniger „milbenfreundlich" als Tapeten. Statt Polstermöbeln, in denen sich viele Milben ansiedeln, sollten Sie sich lieber Ledermöbel oder kunststoffüberzogene Möbel anschaffen.

Besonders wichtig ist die Sanierung Ihres Bettes, weil Milben dort ideale Lebensbedingungen (Wärme, Feuchtigkeit und reichlich Hautschuppen) vorfinden – selbst dann, wenn Sie bei niedriger Raumtemperatur schlafen.

Lüften Sie Bettdecke und Kissen vormittags an der Sonne, statt sie gleich mit der Tagesdecke abzudecken!

Häufig wird Milbenallergikern empfohlen, statt Federbetten lieber Rosshaar- oder Federkernmatratzen bzw. Matratzen, Bettdecken und Kopfkissen mit Kunststofffüllung (etwa Schaumstoff oder Latex) anzuschaffen. Studien haben aber inzwischen gezeigt, dass Milben sich in einer Kunststoffumgebung genauso wohl fühlen. Das einzige garantiert milbenfreie Bett ist das Wasserbett. Eine Alternative sind waschbare (in Einzelteile zerlegbare) Matratzen und Bettdecken; man muss sie jedoch bei mindestens 60 °C waschen können. Außerdem siedeln sich mit der Zeit immer wieder neue Hausstaubmilben im Bett an, sodass Matratze, Kissen und Bettdecke alle sechs bis zwölf Wochen erneut gewaschen werden müssen.

Wer diese Mühe scheut, für den bieten sich spezielle Matratzen-, Kissen- und Bettdeckenüberzüge – so genannte Encasings – an. Diese Überzüge sind staub- und milbendicht, sodass Sie während des Schlafs garantiert nicht mehr mit Ihrem Allergen in Kontakt kommen. Krankenkassen übernehmen die Kosten für solche Überzüge, die relativ teuer sind. Bei Matratzen, die älter als sechs Jahre sind, ist die Milbenbelastung extrem hoch. Sie sollten entweder durch neue ersetzt oder mit einem Encasing überzogen werden. Natürlich müssen Sie auch diese Encasings regelmäßig waschen. Grundsätzlich empfiehlt es sich, Bettlaken, Bett- und Kissenbezüge etwa jede Woche zu wechseln und bei mindestens 60 °C zu waschen.

Regelmäßiges Staubsaugen und Staubwischen ist für Hausstauballergiker zwar wichtig; doch leider wird dabei besonders viel Staub aufgewirbelt. Daher sollte der Allergiker diese Arbeiten möglichst von jemand anderem erledigen lassen und während dieser Zeit die Wohnung verlassen. Der Staubsauger muss mit einem Mikrofilter ausgerüstet sein, der einen Großteil der Allergene zurückhält. Es gibt auch ein (allerdings relativ kostspieliges) Staubbeseitigungssystem, bei dem in der Wohnung beziehungsweise im Haus Saugdosen angebracht werden, an die man einen Schlauch mit Düse anschließt. Die Abluft gelangt durch eine Saugleitung in die Zentraleinheit auf dem Dachboden oder im Keller und von dort aus ins Freie.

Abstauben sollte man mit einem feuchten Tuch, um möglichst wenig Staub aufzuwirbeln. Auch bei wischbaren Böden ist feuchtes Aufwischen besser als Staubsaugen.

Nur eine Waschtemperatur von mindestens 60 °C tötet zuverlässig alle Milben ab. Daher sind auch Wäschestücke und sonstige Textilien, die man bei niedrigeren Temperaturen waschen muss, ein Problem. Für solche Textilien gibt es im Handel ein spezielles Waschmittel, das Milben abtötet und in Apotheken und Sanitätshäusern erhältlich ist. Ein ähnliches Präparat gibt es auch für Teppiche, Polster und Kissen. Allerdings muss man die Reinigungsprozedur regelmäßig (mindestens alle drei Monate) wiederholen.

Als Urlaubsgebiet sollten Milbenallergiker das Hochgebirge bevorzugen: In Höhenlagen über 1200 m gibt es kaum noch Milben. Außerdem sollten sie in Hotels ohne Teppichboden übernachten und ihre milbendichten Bett- und Matratzenüberzüge mitnehmen.

In der Apotheke sind Tests erhältlich, mit denen sich anhand von Staubproben und Teststäbchen nachweisen lässt, an welchen Stellen die Milbenbelastung am höchsten ist.

Tipps für Schimmelpilz- und Tierhaarallergiker

Auch Schimmelpilze fühlen sich bei hoher Luftfeuchtigkeit am wohlsten; außerdem haben sie es gern kühl. Feuchte Altbauwohnungen, aber auch Neubauten mit sehr gut isolierten Wänden und Fenstern sind daher für den Schimmelpilzallergiker ungünstig; seine Wohnung sollte möglichst warm und trocken sein. Schimmelpilzbeläge an Tapeten und Fensterrahmen entdeckt man oft erst bei genauerem Hinsehen. Besonders häufig sind sie an Außenwänden; manchmal findet man sie auch erst beim Abrücken von Schränken. Solche Schimmelbeläge müssen mit einem Spezialpräparat entfernt werden, das es in Haushaltswarengeschäften zu kaufen gibt.

Aber auch in der Blumenerde von Zimmerpflanzen gedeihen Schimmelpilze. Daher sollten Schimmelallergiker zumindest im Schlafzimmer auf Topfpflanzen verzichten. Wer Zimmerpflanzen hat, sollte sie mindestens einmal pro Jahr umtopfen.

Für Schimmelpilzallergiker ist Hydrokultur eine gute Alternative zur Blumenerde.

Im Freien muss der Allergiker alle Orte meiden, wo Schimmelpilze gut gedeihen: zum Beispiel alte Laubhaufen, Holzstapel und schattige Plätze. Waldspaziergänge im Herbst sind nichts für Schimmelpilzallergiker. Wer einen Garten hat, sollte altes Laub und Pflanzenabfälle stets sofort zusammenrechen und entsorgen; allerdings ist es am besten, dies von einer anderen Person erledigen zu lassen. Auch auf Nahrungsmittel, die Schimmel enthalten oder bei deren Herstellung Schimmelpilze eingesetzt werden (zum Beispiel Schimmelkäse, Fruchtsäfte, manche Wein- und Biersorten), sollte der Schimmelpilzallergiker verzichten.

Weitaus schwieriger ist die Situation für den Tierhaarallergiker; denn in der Regel bleibt ihm nichts anderes übrig, als auf Haustiere zu verzichten oder sich vielleicht sogar von einem geliebten Hausgenossen, der bereits angeschafft wurde, zu trennen. Bevor man sich zu diesem schweren Schritt entschließt, kann man höchstens noch prüfen, ob man das Tier im Freien (beispielsweise in einem Käfig oder Hundezwinger) unterbringen und von einem anderen Familienmitglied versorgen lassen kann. Wer gegen eine bestimmte Tierart allergisch ist, sollte sich möglichst auch kein anderes Tier anschaffen, da die Tierhaarallergie sich im Lauf der Zeit leicht auf mehrere Tierarten ausweiten kann. Nach der Abschaffung des Haustiers muss die ganze Wohnung gründlich gereinigt werden, um auch wirklich alle Allergene zu entfernen.

Wenn nichts anderes mehr hilft: Hyposensibilisierung

Wenn der Patient sehr stark unter seiner Allergie leidet und dem Allergen nur schwer ausweichen kann, kommt noch eine weitere Möglichkeit in Betracht: die Hyposensibilisierung. Dabei spritzt der Arzt dem Allergiker regelmäßig kleine Mengen des Allergenextrakts unter die Haut und erhöht diese Dosis schrittweise, um ihn langsam und allmählich an das Allergen zu „gewöhnen". Allerdings braucht man dafür viel Geduld; denn die Therapie dauert in der Regel etwa drei Jahre und es sind regelmäßige Arztbesuche erforderlich. Es gibt auch ein bequemeres Verfahren, bei dem die Allergene geschluckt werden und das vor allem für Kinder empfohlen wird. Seine Wirksamkeit ist allerdings sehr umstritten.

Bei Pollenallergien ist auch eine Intervalltherapie möglich, die 6 bis 8 Wochen vor der Blütezeit über 3 Monate durchgeführt und 3 Jahre lang jedes Jahr wiederholt wird.

Außerdem ist eine Hyposensibilisierung auch nicht in allen Fällen erfolgversprechend. Am höchsten sind die Erfolgsquoten bei der Pollenallergie: Pollenallergiker berichten meist schon in der ersten Pollensaison über eine spürbare Erleichterung ihrer Beschwerden. Weniger groß sind die Erfolge bei Hausstaubmilben- und Schimmelpilzallergien. Wenn der Patient über 40 bis 50 Jahre alt ist, nehmen die Erfolgschancen ab. Wenig erfolgversprechend ist eine Hyposensibilisierung, wenn das Asthma seit über zehn Jahren besteht oder schon zu bleibenden Veränderungen der Atemwege oder Einschränkungen der Lungenfunktion geführt hat, ebenso bei Dauerasthma. In solchen Fällen sollte die Hyposensibilisierung nicht durchgeführt werden. Das gilt auch für andere schwere Erkrankungen und für Krankheiten, bei denen das Immunsystem beeinträchtigt ist.

Das Verfahren ist auch nicht ganz ungefährlich: Zwar tritt in den meisten Fällen lediglich eine harmlose Rötung oder Schwellung an der Injektionsstelle auf. Es kann aber auch zu teilweise tödlich verlaufenden anaphylaktischen Schocks kommen. Der Arzt, der die Hyposensibilisierung durchführt, muss daher unbedingt über eine entsprechende Notfallausrüstung verfügen. Außerdem muss der Patient nach jeder Injektion sicherheitshalber noch eine halbe Stunde in der Arztpraxis bleiben.

Was man bei einer Hyposensibilisierung beachten sollte

- Die Injektionstermine müssen gewissenhaft eingehalten werden.
- Auch wenn es Ihnen besser geht, müssen Sie die Therapie trotzdem bis zum Ende fortführen; ein vorzeitiger Abbruch gefährdet den Behandlungserfolg.
- Während der Schwangerschaft darf nicht mit einer Hyposensibilisierung begonnen werden. Eine bereits begonnene Hyposensibilisierungstherapie kann jedoch fortgesetzt werden.
- Vor und nach der Injektion sind körperliche Anstrengungen zu vermeiden. Der Patient sollte auch keine schweren Mahlzeiten und keinen Alkohol zu sich nehmen.
- Nach der Injektion kann sich eine leichte Müdigkeit einstellen.
- Informieren Sie Ihren Arzt über etwaige Infektionen, allergische Reaktionen auf die Spritze, anstehende körperliche Belastungen oder Impfungen, Verschlechterungen Ihres Gesundheitszustands und die Einnahme neuer Medikamente.

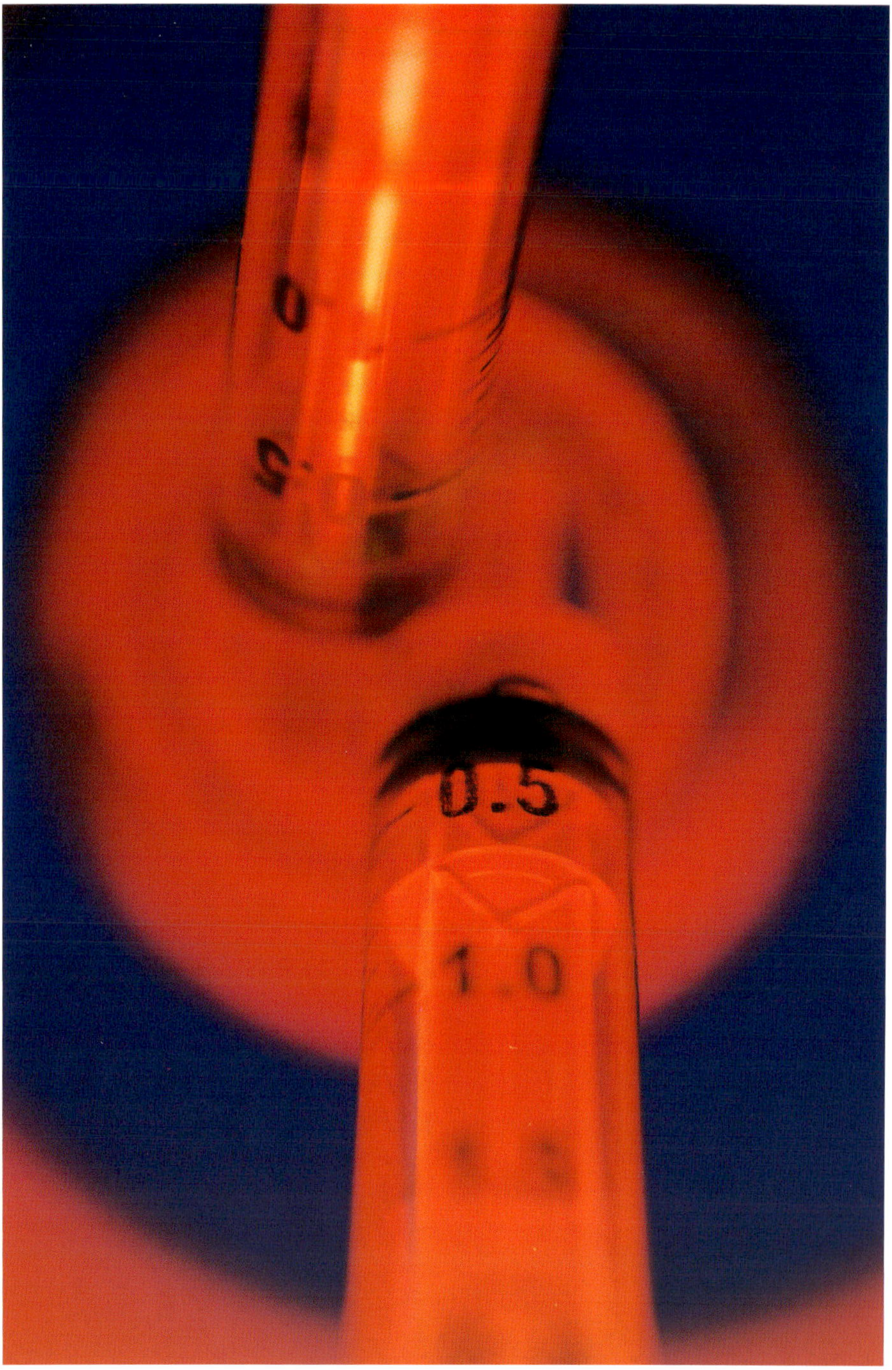
0.5
1.0

4 Xolair® – neue Hoffnung für Allergiker

Schon seit Mitte der Sechzigerjahre weiß man, dass das Immunglobulin E (IgE) ein wesentlicher Auslösefaktor der allergischen Reaktion ist. (Diese bahnbrechende Entdeckung hatte im Jahr 1967 die Japanerin Teruko Ishizaka gemacht.) Da lag es natürlich nahe, nach Wegen zu suchen, wie man diesen Allergie auslösenden Faktor ausschalten kann.

Wissenschaftler fanden für dieses Problem eine ebenso einfache wie geniale Lösung: Sie injizierten Mäusen menschliches Immunglobulin E und veranlassten dadurch die Bildung von Antikörpern gegen dieses IgE. Dann isolierte man aus der Maus die B-Zelle, die den gewünschten Antikörper produzierte, und schuf einen Zellklon (also eine Ansammlung genetisch identischer Zellen), der in der Lage war, sich unbegrenzt zu teilen, und somit auch unbegrenzte Mengen des gewünschten Antikörpers produzieren konnte. (Solche von Zellklonen produzierte Antikörper bezeichnet man in der Wissenschaftssprache als „monoklonale Antikörper".)

Antikörper von Mäusen helfen Menschen

Man testete die Wirkung dieser Anti-IgE-Antikörper zunächst an Mäusen und Affen; und tatsächlich stellte sich heraus, dass die allergische Früh- und Spätreaktion sich dadurch hemmen ließ. Wie zu erwarten gewesen war, stellte man auch fest, dass der IgE-Spiegel im Blut bei den Tieren deutlich sank.

Damit schien einem Einsatz der Antikörper beim Menschen nichts mehr im Weg zu stehen. Allerdings sahen die Wissenschaftler sich dabei zwei Problemen gegenüber: Zum einen befürchtete man, dass die Absenkung des IgE-Blutspiegels auch negative Konsequenzen haben könnte. Welche Funktion das IgE im menschlichen Organismus erfüllt, darüber ist man sich noch nicht hundertprozentig im Klaren. Man vermutet, dass es an der Abwehr von Parasiten (beispielsweise Wurminfektionen) beteiligt ist, denn bei solchen Infektionen werden häufig erhöhte IgE-Spiegel im Blut gemessen. Bestand dann nicht das Risiko einer erhöhten Infektionsgefahr mit Parasiten, wenn man den IgE-Spiegel von Allergikern durch Gabe von Antikörpern künstlich senkte?

Welche Aufgaben das IgE im menschlichen Immunsystem hat, ist noch nicht hundertprozentig geklärt.

Um sich Klarheit über diese Frage zu verschaffen, verabreichten Wissenschaftler die Anti-IgE-Antikörper Mäusen, die mit Parasiten infiziert waren. Glücklicherweise stellte sich heraus, dass die Immunreaktion der Mäuse dadurch nicht geschwächt wurde. IgE scheint für die Abwehr von Parasiten also nicht unbedingt notwendig zu sein.

Das zweite Problem war wesentlich schwerwiegender: Es war zu erwarten, dass das Immunsystem von Menschen, denen man diese Anti-IgE-Antikörper injizierte, die Antikörper als fremd erkennen würde, weil sie von der Maus stammten. Und alles, was unser Immunsystem als fremd identifiziert, wird sofort bekämpft – eine Reaktion, die an sich ja auch sehr sinnvoll ist, denn meist handelt es sich bei den „Eindringlingen" um Viren, Bakterien, Parasiten und sonstige unliebsame Gäste, die uns krank machen würden, wenn unser Immunsystem sie nicht sofort ausschaltete.

Mit anderen Worten: Es war unausweichlich, dass das menschliche Immunsystem mit der Zeit Antikörper gegen die Anti-IgE-Antikörper der Maus entwickeln würde. Und das würde nicht nur die Wirksamkeit dieser Anti-IgE-Antikörper beeinträchtigen, sondern konnte außerdem zu einer ganzen Reihe unerwünschter Nebenwirkungen führen.

Eine geniale Lösung

Doch mithilfe der Gentechnologie fand man auch für dieses Problem eine Lösung: Man „humanisierte" die Anti-IgE-Antikörper der Maus einfach, indem man die DNA der Maus mit DNA aus menschlichen Antikörpern kombinierte. Auf dieser Weise erhielt man Antikörper, die nur noch einen ganz kleinen Maus-Anteil hatten und zu 95 Prozent aus menschlichem Immunglobulin bestanden. Diese Antikörper werden von unserem Immunsystem nur selten als fremd eingestuft und bekämpft. Daher sind sie gut verträglich. Ohne die Errungenschaften der Gentechnologie wäre dieser entscheidende Schritt in der Entwicklung des Medikaments, der in den Achtzigerjahren gelang, nicht möglich gewesen.

Das von den Firmen Genentech und Novartis entwickelte, neu auf den Markt gekommene Medikament trägt den Wirkstoffnamen rhuMAb E25 (kurz: E25) und den Markennamen Xolair®.

Wie wirkt Xolair®?

Wie bereits ausgeführt, binden die IgE-Moleküle, die für die allergische Reaktion verantwortlich sind, an Mastzellen, was zur Ausschüttung bzw. Produktion allergieauslösender Substanzen führt. Der Wirkstoff E25 ist jedoch in der Lage, IgE-Moleküle an sich zu binden und auf diese Weise unschädlich zu machen. Das funktioniert nach einem ganz einfachen Prinzip: Das Medikament lagert sich an Rezeptorstellen des IgE an, die eigentlich für die Bindung an die Mastzellen vorgesehen sind. Die Folge: Das IgE kann nicht mehr an den Mastzellen andocken und daher auch keine allergischen Reaktionen mehr hervorrufen. Denn die Mastzelle schüttet nur dann Entzündungsstoffe aus, wenn sich IgE-Moleküle an sie anlagern und miteinander vernetzen. Die Entstehung der verhängnisvollen allergischen Kettenreaktion wird also durch Xolair® schon im Vorfeld verhindert. Nicht nur das: Bei regelmäßiger Verabreichung ist Xolair® sogar in der Lage, auch bereits an Zellen gebundenes IgE wieder zu mobilisieren und unschädlich zu machen. Außerdem verringert es die Dichte der IgE-Rezeptoren auf den Mastzellen. Denn wenn der IgE-Spiegel im Blut niedriger ist, passt die Anzahl der IgE-Rezeptoren sich automatisch an diesen veränderten Zustand an – sie nimmt ab.

Das ist ein wichtiger Meilenstein in der Allergie- und Asthmatherapie – denn die bislang verfügbaren Medikamente setzen meistens erst bei den Symptomen an und sind außerdem zum Teil mit unerwünschten Nebenwirkungen verbunden. Dagegen haben erste Studien gezeigt, dass Xolair® offenbar sehr gut verträglich ist. Die Komplexe, die durch die Bindung der IgE-Moleküle an das Xolair® entstehen, sind sehr klein und lagern sich nicht in Geweben und Blutgefäßen ab (wo sie zu gefährlichen Immunkomplexkrankheiten führen könnten), sondern werden über die Leber abgebaut und durch die Nieren ausgeschieden.

Zu den Immunkomplexkrankheiten gehören viele schwere Autoimmunerkrankungen wie z. B. Lupus erythematodes und rheumatoide Arthritis.

Bei den Studien, die bisher mit Xolair® durchgeführt wurden, traten die meisten unerwünschten Symptome in der Gruppe, die das Medikament erhielt, ebenso selten auf wie in der Placebo-Gruppe. Meist handelte es sich um Symptome, die bei Asthmatikern und Allergikern ohnehin zu erwarten sind, wie beispielsweise Kopfschmerzen und Atemwegsinfektionen. Zu lokalen Beschwerden am Injektionsort – zum Beispiel Rötungen oder Entzündungen – kam es bei weniger als einem Prozent der Patienten. Sie klangen jedoch rasch wieder ab und traten bei der nächsten Injektion nicht mehr auf. Bei keinem der Patienten, denen Xolair® injiziert wurde, kam es zum anaphylaktischen Schock. Nur Müdigkeit, Hautausschlag und Urtikaria (Nesselsucht) waren bei den Patienten, die mit Xolair® behandelt wurden, etwas häufiger als in der Placebo-Gruppe.

Urtikaria = aus stark juckenden Quaddeln bestehender Hautausschlag

Klinische Studien mit viel versprechenden Ergebnissen

Xolair® wurde mittlerweile schon in etlichen großen klinischen Studien getestet und hat sich als sehr wirksam erwiesen. Bei allen Patienten, die das neue Medikament erhielten, gingen die Asthmasymptome deutlich zurück, sie brauchten weniger Asthma-Medikamente und die Lebensqualität verbesserte sich. Gleichzeitig verbesserte sich die Lungenfunktion. Wie zu erwarten, wurde bei allen Versuchspersonen eine deutliche Senkung des IgE-Serumspiegels festgestellt.

Mittlerweile liegen die Ergebnisse von drei internationalen Phase-III-Studien bei Erwachsenen und Kindern mit allergischem Asthma vor. Sie zeigen, dass die Hoffnungen, die man in das neue Medikament gesetzt hat, berechtigt sind.

Vor der Zulassung eines neuen Medikaments finden Arzneimittelprüfungen in drei verschiedenen Phasen statt. In Phase I wird das Arzneimittel erstmals an wenigen, möglichst gesunden Personen angewendet. In Phase II behandelt man damit eine größere Zahl von Versuchsteilnehmern. Nur wenn die Ergebnisse der Phase-II-Studien darauf hindeuten, dass das neue Medikament eine Verbesserung gegenüber bisher bekannten Therapien verspricht, dürfen weitere Studien durchgeführt werden. In den Phase-III-Studien wird schließlich eine große Zahl von Patienten mit dem Medikament behandelt. Erst dann ist eine Zulassung des neuen Arzneimittels möglich.

An den drei Phase-III-Asthmastudien mit Xolair® nahmen 1000 Erwachsene und über 330 Kinder im Alter von sechs bis zwölf Jahren teil, die inhalative Kortikoide benötigten, um ihre asthmatischen Beschwerden unter Kontrolle zu halten. Um für sämtliche Patienten die gleichen Studienvoraussetzungen zu schaffen, wurden sie zunächst einmal alle auf dasselbe Kortikoid (Beclomethason, BDP) eingestellt. Zusätzlich zu dieser Kortikoidtherapie bekamen sie in den ersten 16 Wochen entweder Xolair® oder Placebo. In den darauf folgenden zwölf Wochen versuchte man dann, die BDP-Dosis alle zwei Wochen um 25 Prozent zu senken – natürlich nur, wenn der Zustand der Patienten dies erlaubte. Es zeigte sich, dass die Patienten, die Xolair® erhielten, die Kortikoiddosis viel stärker senken konnten (nämlich um 75 bis 83 Prozent) als die Patienten der Placebo-Gruppe (bei ihnen war nur eine Senkung um durchschnittlich 50 Prozent möglich). Bei den Kindern ließ sich die Dosis der inhalativen Kortikoide sogar um 100 Prozent senken (in der Placebo-Gruppe nur um 71 Prozent). Trotz der geringeren Medikamentendosis verbesserten sich die Asthmasymptome in der Xolair®-Gruppe deutlich.

Placebo = ein Scheinmedikament, das in Geschmack und Aussehen genau dem echten Medikament entspricht, aber keinerlei Wirkstoffe enthält

Die Zahl der nächtlichen Asthmaanfälle ging bei diesen Patienten ebenfalls zurück und auch ihre Lungenfunktion und Lebensqualität verbesserte sich. Die Anzahl der Fehltage in der Schule beziehungsweise im Beruf reduzierte sich, während dies bei den Patienten, die Placebo erhielten, nicht der Fall war.

Was man mit Xolair® erreichen kann

Eine neue Hoffnung bedeutet das Medikament vor allem für diejenigen Patienten, bei denen die Therapie mit den bisher verfügbaren Medikamenten keine oder nur eine unzureichende Wirkung zeigt. Immerhin wird eine beträchtliche Anzahl aller Asthmapatienten auch durch die Einnahme von Kortisonpräparaten nicht symptomfrei. Ferner gibt es Asthmatiker, die unter Nebenwirkungen der inhalativen Kortisontherapie leiden, und Patienten mit Berufsallergien, die sich nur sehr schwierig unter Kontrolle bringen lassen, da diese Personen dem Allergen fast ständig ausgesetzt sind. Auch für sie ist das neue Medikament eine interessante Zukunftsperspektive.

Aber auch viele andere Asthmatiker werden von Xolair® profitieren. Statistische Untersuchungen zeigen, dass die Compliance von Asthmapatienten (das heißt die Bereitschaft, die erforderliche medikamentöse Therapie konsequent durchzuführen) oft zu wünschen übrig lässt: Vor allem die Dauermedikation mit Kortikoiden wird häufig vernachlässigt, da sie keine unmittelbar erkennbare Wirkung, sondern nur einen Langzeiteffekt hat. Gerade diese Medikamente sind aber dringend notwendig, um eine dauerhafte Schädigung der Atemwege zu verhindern, weil sie die der Erkrankung zugrunde liegenden Entzündungsprozesse unterdrücken. Dafür nehmen viele Asthmapatienten Broncholytika zu häufig und in zu hohen Dosen ein, weil diese ihnen bei Anfällen unmittelbare Erleichterung verschaffen. Gerade die Behandlung von Asthma erfordert einen mündigen Patienten, der die Bereitschaft und Geduld mitbringt, aktiv an der Therapie mitzuwirken. Patienten, die damit Probleme haben, werden vielleicht eher bereit sein, sich einmal im Monat vom Arzt Xolair® injizieren zu lassen, als ständig Medikamente einzunehmen.

Vor allem bei Kindern verspricht man sich von dem neuen Medikament gute Behandlungserfolge.

Vielversprechend ist das neue Asthmamedikament vor allem für Kinder. Denn bei Kindern und Jugendlichen ist Asthma in der Mehrzahl der Fälle auf allergische Reaktionen zurückzuführen. Die klinischen Phase-III-Studien mit Xolair® haben bei Kindern besonders positive Resultate erbracht.

Xolair® hilft auch gegen andere allergische Erkrankungen

Aber nicht nur Patienten, die an allergischem Asthma leiden, dürfen auf Linderung ihres Leidens hoffen. Denn Xolair® wirkt unabhängig

Gute Erfolge verspricht man sich von Xolair® auch bei der Behandlung von Heuschnupfen und Neurodermitis.

von spezifischen Allergenen und der Art der allergischen Symptome. Daher kann es gegen eine Vielzahl durch IgE ausgelöster allergischer Reaktionen eingesetzt werden – unabhängig davon, ob es sich um Heuschnupfen oder Asthma handelt und ob der Patient gegen Pollen, Tierhaare oder Hausstaubmilben allergisch ist. Mediziner erhoffen sich von Xolair® nicht nur Hilfe bei Asthma, sondern auch bei allergischer Rhinitis und Neurodermitis. Eine Studie mit Heuschnupfen-Patienten wurde bereits durchgeführt – mit sehr positivem Ergebnis.

In Schweden, Finnland und Norwegen wurden zwischen März und Juli 1998 251 Birkenpollenallergiker mit Xolair® behandelt. Sie erhielten ein- bis zweimal im Monat entweder Xolair® oder Placebo und wurden aufgefordert, während der Dauer der Behandlung Tagebuch über ihre Symptome und den Medikamentenverbrauch zu führen. Man begann bereits vor dem vermuteten Beginn der Birkenpollensaison mit der Behandlung, da es eine Zeit lang dauert, bis Xolair® seine Wirkung entfaltet: Denn dazu müssen mindestens 99 Prozent der freien IgE-Moleküle gebunden sein. Unglücklicherweise trat jedoch in diesem Jahr die Pollensaison früher ein als erwartet. Trotzdem zeigte Xolair® eine überraschend gute Wirkung. Die Patienten litten viel weniger unter den typischen Heuschnupfensymptomen (Augentränen und -jucken, geröteten Augen, Nasenjucken, Fließschnupfen, verstopfter Nase, Niesanfällen) als in anderen Jahren. In der Placebo-Gruppe hingegen besserten sich die Symptome erwartungsgemäß nicht – und das, obwohl die Patienten der Xolair®-Gruppe nur halb so viele Antihistaminika benötigten wie die der Placebo-Gruppe. 60 Prozent der Xolair®-Patienten äußerten sich lobend über eine verbesserte Lebensqualität; 21 Prozent hatten sogar überhaupt keine Heuschnupfen-Symptome mehr.

Auch die Wichtigkeit der Resultate dieser Studie sollte man nicht unterschätzen. Zwar ist Heuschnupfen in seiner Symptomatik weitaus weniger dramatisch als Asthmaanfälle, die sogar lebensbedrohlich sein können. Trotzdem darf man einen allergischen Schnupfen – sei er nun durch Pollen, Hausstaubmilben oder Tierhaare ausgelöst – nicht auf die leichte Schulter nehmen. Denn er beeinträchtigt nicht nur die Lebensqualität und raubt einem so manche Stunde wertvollen Nachtschlafs, sondern entwickelt sich relativ häufig (immerhin in 20 bis 30 Prozent aller Fälle) im Lauf der Zeit zum allergischen Asthma. Um diesem gefährlichen „Etagenwechsel" von der Nase zur Lunge vorzubeugen, sollte man einen allergischen Schnupfen nicht einfach hinnehmen, sondern ihn möglichst frühzeitig behandeln. Das ist vor allem bei Patienten wichtig, in deren Familie bereits Fälle von allergischem Asthma aufgetreten sind.

Bei 20 bis 30 Prozent aller Patienten entsteht aus einem harmlosen allergischen Schnupfen früher oder später allergisches Asthma. Daher sollte er unbedingt behandelt werden.

Wie sieht eine Behandlung mit Xolair® aus?

Xolair® muss ein- bis zweimal pro Monat vom Arzt injiziert werden.

Der einzige Nachteil des neuen Medikaments: Um den Arztbesuch ein- bis zweimal pro Monat kommen Asthmapatienten nicht herum. Xolair® kann nämlich nicht eingenommen oder inhaliert werden, sondern entfaltet seine Wirkung nur, wenn man es subkutan injiziert. Die Wirkung hält zwei bis vier Wochen an; dann ist eine erneute Injektion erforderlich. Bei Patienten, die nur gegen spezifische Pollen allergisch sind, reicht eine Xolair®-Behandlung kurz vor beziehungsweise während der jeweiligen Pollensaison aus; ansonsten benötigen sie keine Therapie.

Wichtig für den Behandlungserfolg ist eine richtige und ausreichende Dosierung. Jede Mastzelle besitzt 200 000 bis 300 000 IgE-Rezeptoren, an die sich IgE-Moleküle binden können. Und schon 100 bis 1000 mit IgE besetzte Rezeptoren auf einer Mastzelle können bei Kontakt mit dem Allergen eine allergische Reaktion auslösen! Hält man sich diese Zahlen vor Augen, so wird klar, dass der IgE-Spiegel im Blut schon ziemlich drastisch (nämlich um mindestens 99 Prozent) gesenkt werden muss, um die Entstehung der allergischen Symptome zu verhindern. Daher wird bei jedem Patienten zu Beginn der Behandlung durch eine Blutuntersuchung der IgE-Serumspiegel bestimmt. In Abhängigkeit von diesem IgE-Spiegel und dem Körpergewicht wird dann die erforderliche Xolair®-Dosis festgelegt. Die Patienten erhalten ein- bis zweimal im Monat eine bis drei Injektionen mit 1,2 Milliliter Xolair®.

Vorteile von Xolair®:

- gute Verträglichkeit (kaum Nebenwirkungen, keine Gefahr von Immunkomplexkrankheiten oder anaphylaktischem Schock)
- muss nur ein- bis zweimal im Monat injiziert werden (bei Pollenallergikern nur vor bzw. während der Pollensaison)
- setzt nicht erst bei dem Symptomen, sondern schon bei der Ursache der allergischen Reaktion an
- gute Wirksamkeit
- vielversprechend eventuell auch bei schweren Fällen, Patienten, die unter Nebenwirkungen von Kortikoiden leiden, und Kindern
- hilft auch gegen andere durch IgE ausgelöste allergische Erkrankungen (allergischen Schnupfen, vermutlich auch Neurodermitis)

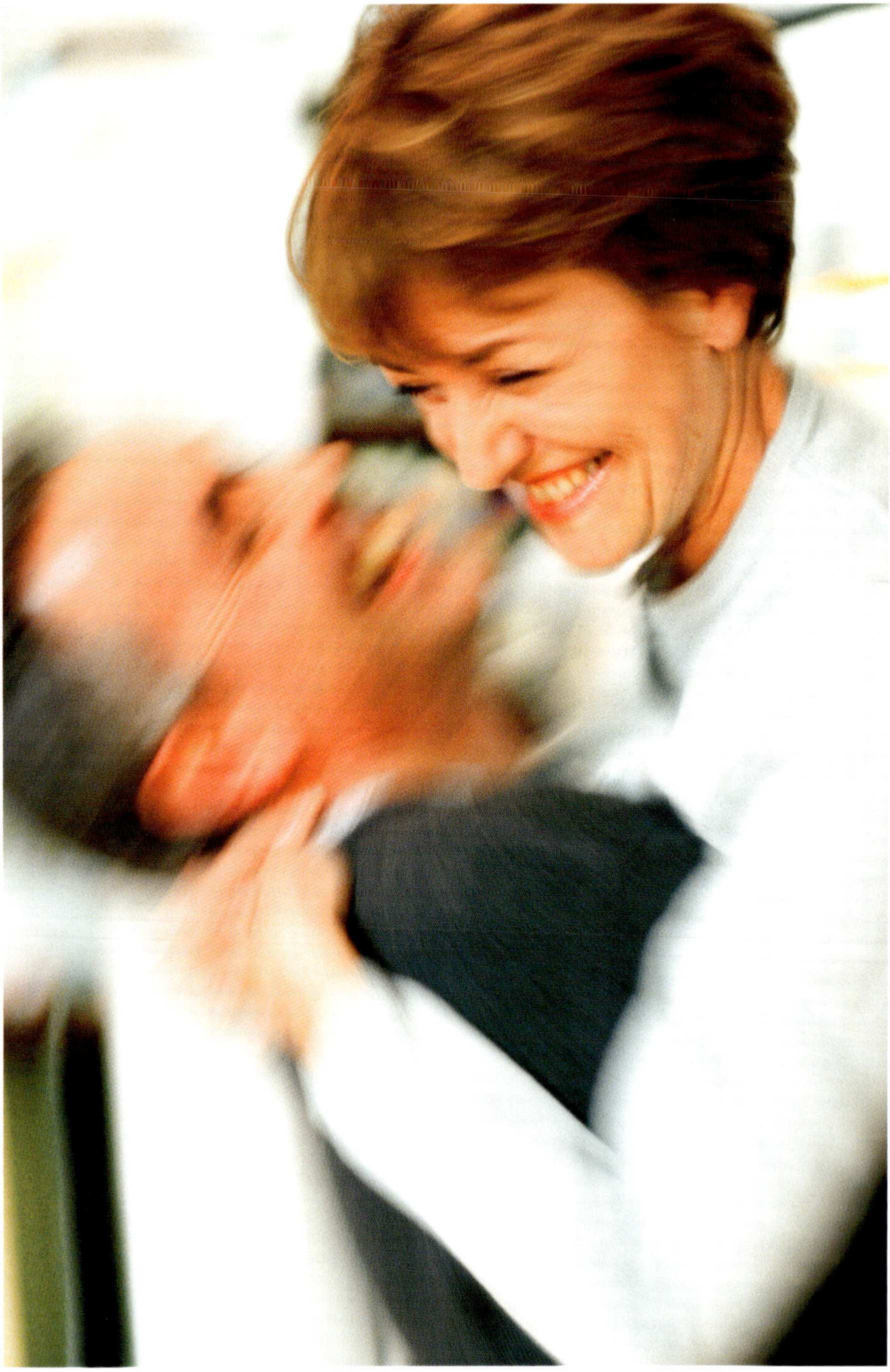

5 Mit dem Asthma leben lernen

Asthma gehört zu den Erkrankungen, bei denen der mündige Patient besonders gefordert ist. Das heißt, der Patient muss aktiv an seiner Therapie mitwirken. Er muss lernen, Verschlimmerungen seines Asthmas rechtzeitig zu erkennen und dann entweder den Arzt aufzusuchen oder (nach Absprache mit dem Arzt) eventuell sogar selbstständig seine Medikamentendosis zu erhöhen. Er muss seine Arzneimittel regelmäßig und in der richtigen Dosierung einnehmen, seinen Peak-Flow selbst messen und das Dosieraerosol richtig anwenden können. Und vor allem muss er wissen, wie er sich im Notfall – bei einem schweren Asthmaanfall – selbst helfen kann.

Hilfen zur Krankheitsbewältigung

Um diese Ziele zu erreichen, gibt es spezielle Schulungsprogramme für Asthmatiker, in denen der Patient in einem ein- oder mehrwöchigen Kurs alles über Ursachen und Behandlung seiner Krankheit lernt. Solche Asthmaschulungen – die sehr zu empfehlen sind – werden von Selbsthilfegruppen, Ärzten und Reha-Kliniken angeboten. Es gibt sie auch für Kinder.

Eine große Hilfe bei der Krankheitsbewältigung können Entspannungstechniken wie beispielsweise autogenes Training, Hatha-Yoga und progressive Muskelrelaxation sein. Hatha-Yoga ist ein jahrtausendealtes System von Körper-, Atem- und Entspannungsübungen, das beim Asthma als begleitende Therapie günstige Auswirkungen

Für Kinder sind auch Fantasiereisen als Entspannungstechnik gut geeignet.

Atemmuskeltraining kräftigt die Atemmuskulatur und erleichtert auf diese Weise das Atmen. Atemtherapie hilft, Fehler bei der Atmung zu erkennen und zu eliminieren.

Was der Patient in der Asthmaschulung lernt

- Strategien zur psychischen Bewältigung der Krankheit
- Umgang mit der Angst
- bessere Integration in Familie und Berufsleben
- richtige Inhalationstechnik
- Atemgymnastik, Atemmuskeltraining und Entspannungsübungen
- richtiges Messen des Peak-Flows und Führen eines Asthma-Tagebuchs
- rechtzeitiges Erkennen einer Verschlechterung des Asthmas und (im Idealfall) selbstständige Anpassung des Therapieplans
- Selbsthilfemaßnahmen beim akuten Asthmaanfall
- richtiges Verhalten in Notsituationen
- Erkennung und Vermeidung von Asthma-Auslösern

Die autogenen Trainings-Übungen „Es atmet mich“ und „Sonnengeflecht strömend warm“ haben u. U. bei Atemwegserkrankungen einen besonders positiven Effekt.

haben kann. Bei der progressiven Muskelentspannung werden einzelne Muskelgruppen nacheinander angespannt und wieder entspannt. Durch autogenes Training – eine Form der Selbstentspannung durch Autosuggestion – lassen Asthmaanfälle sich häufig lindern und manchmal sogar völlig verhindern; außerdem wird der Patient dadurch angstfreier und ausgeglichener. Kurse werden von Volkshochschulen, aber auch im Rahmen spezieller Asthmaschulungen angeboten. Untersuchungen haben gezeigt, dass Patienten das autogene Training am besten in einer Gruppe von sechs bis zwölf „Leidensgenossen“ erlernen, da das Gruppenerlebnis motivierend wirkt. Bei gewissenhaftem täglichem Üben reichen bereits drei bis sechs Sitzungen.

Wann ist eine Psychotherapie sinnvoll?

Zwar lässt sich Asthma durch eine Psychotherapie nicht heilen; doch wenn die Erkrankung den Patienten psychisch sehr belastet oder wenn Asthmaanfälle häufig durch seelischen Stress ausgelöst werden, kann eine solche Therapie durchaus sinnvoll sein. Dabei werden auch möglicherweise durch die Krankheit entstandene psychische oder familiäre Konflikte aufgearbeitet. Die Psychotherapie sollte mit Atem- und Entspannungsübungen wie dem autogenen Training verbunden werden. Der beste Weg, um die psychische Belastung durch die Krankheit möglichst gering zu halten, ist jedoch die richtige, konsequent durchgeführte medikamentöse Therapie. Denn sie reduziert die Beschwerden des Patienten auf ein Minimum, nimmt ihm dadurch einen Großteil seiner Ängste und schenkt ihm Selbstvertrauen und Lebensfreude.

Asthma und Sport

Viele Asthmatiker wagen aus Angst vor einem Asthmaanfall keinen Sport zu treiben, vor allem, wenn sie an Anstrengungsasthma leiden. Sport ist jedoch gerade für den Asthmatiker wichtig, da er seine Leistungsfähigkeit und körperliche Belastbarkeit erhöht, Koordination und Kondition verbessert und Angst und Unsicherheit abbaut. Vor allem asthmakranke Kinder sollten keineswegs vom Sportunterricht befreit werden. Es wird berichtet, dass bei Kindern mit Anstrengungsasthma durch regelmäßiges sportliches Training die Schwelle für das Auftreten eines anstrengungsbedingten Asthmaanfalls erhöht wird, während sie durch mangelnde körperliche Aktivität sinkt. Außerdem kommt es bei sportlich aktiven asthmakranken Kindern

Für Asthmatiker geeignete Sportarten:
- Ausdauersportarten (Walking, Joggen, Schwimmen, Radfahren, Wandern, Tanzen, Ergometertraining)
- Spielsportarten
- Segeln

Für Asthmatiker nicht geeignete Sportarten:
- Kraftsport
- Kampfsport
- Sportarten mit Wettkampfcharakter
- schnelles Laufen
- Wintersport (falls der Patient empfindlich auf kalte Luft reagiert)
- alle Sportarten, bei denen man unter Zeit- oder Leistungsdruck steht

Von allen Sportarten löst Schwimmen am seltensten Anstrengungsasthma aus. Am häufigsten werden Asthmaanfälle durch schnelles Laufen hervorgerufen.

seltener zu einer Verschlimmerung des Asthmas und sie benötigen auch weniger Medikamente.

Das sind sicherlich Gründe genug, nicht auf Sport zu verzichten! Allerdings ist nicht jede Sportart für den Asthmatiker geeignet und es gibt auch gewisse Verhaltensregeln, die er unbedingt beachten sollte. Ideal für den Asthmatiker sind Sportarten, die Ausdauer, Kondition und Koordination von Bewegungsabläufen fördern, wie beispielsweise Schwimmen, Jogging oder Radfahren. Wichtig ist dabei, dass er sich nicht unter Zeit- oder Leistungsdruck setzt und keine zu langen Strecken schwimmt, joggt oder fährt. Ehe er mit der Ausübung einer Sportart beginnt, sollte er auf jeden Fall seinen Arzt um Rat fragen.

Pollenallergiker sollten zur Zeit des Pollenflugs auf Sport im Freien verzichten.

Asthmatiker sollten jeden Sport mit einer mindestens zehnminütigen Aufwärmphase (Gymnastik oder Dehnungsübungen) beginnen; ein „Kaltstart“ kann einen Asthmaanfall auslösen! Außerdem sollte man regelmäßig Pausen einlegen, damit die Atmung nicht zu schnell wird. Patienten, die zu Anstrengungsasthma neigen, sollten vor der körperlichen Belastung ein bis zwei Hübe eines kurz wirkenden Beta$_2$-Sympathomimetikums inhalieren und dieses natürlich bei der Ausübung des Sports auch immer dabeihaben.

Was beim Sportunterricht zu beachten ist

Ein Ausschluss vom Schulsport ist nur in Ausnahmefällen notwendig. Grundsätzlich sollte das asthmakranke Kind am Sportunterricht teilnehmen; denn sonst wird es leicht in eine Außenseiterrolle hineingedrängt, sein Selbstbewusstsein leidet, es empfindet sich als „behindert“ und entwickelt übertriebene Ängste. Allerdings sollten die Eltern den Sportlehrer über die Erkrankung ihres Kindes informieren. Ein Verzicht auf die Teilnahme am Schulsport ist meist nur vorübergehend erforderlich – etwa wenn das Asthma des Kindes sich verschlimmert hat (beispielsweise durch einen Atemwegsinfekt oder Allergenkontakt), kurz zuvor ein Asthmaanfall aufgetreten ist oder (bei Pollenallergikern) zur Zeit des Pollenflugs.

Ideal für den Asthmatiker: Lungensport

Außerdem bietet sich für Asthmatiker die Möglichkeit an, an Lungensportgruppen teilzunehmen, die von Fachtrainern geleitet werden und bei denen stets ein Arzt anwesend oder zumindest in Rufbereitschaft ist. Der Lungensport ist speziell auf die Bedürfnisse des Asthmatikers abgestimmt und mit Atem- und Entspannungsübungen kombiniert. Lungensport kann man im Rahmen einer Reha-Maßnahme ausüben; es gibt mittlerweile aber auch schon in zahlreichen Städten Lungensportgruppen. Die Krankenkassen übernehmen die Kosten für die Teilnahme am Lungensport.

Wenn Kinder an Asthma leiden…

Besonders belastend ist Asthma für Kinder und natürlich auch für deren Eltern, die bei einem Atemnotanfall mindestens ebenso große Ängste durchstehen wie ihr Kind. Trotzdem sollten Eltern nicht den Fehler begehen, ihr krankes Kind zu sehr zu behüten und es ihre Angst spüren zu lassen. Das ist vor allem beim akuten Asthmaanfall verhängnisvoll: Denn die Angst der Eltern überträgt sich auf das Kind, was seine Atemnot noch verstärkt. Andererseits dürfen die Eltern die Erkrankung ihres Kindes auch nicht auf die leichte Schulter nehmen – eine Gefahr, die vor allem bei leichtem Asthma mit nur gelegentlich auftretenden Atemnotanfällen groß ist –, sondern müssen darauf achten, dass es seine Therapie konsequent durchführt.

Wichtig ist, dass das Kind in der Familie aufgrund seiner Erkrankung keine Sonderstellung einnehmen darf. Denn das führt nicht nur rasch zu Konflikten mit den Geschwistern, die sich benachteiligt und vernachlässigt fühlen, sondern das Kind wird diese Situation rasch ausnutzen, um von den Eltern Zuwendung oder die Erfüllung bestimmter Wünsche zu erpressen. Ein Kind findet rasch heraus, dass es durch bestimmte Verhaltensweisen – beispielsweise durch Laufen und Herumtoben oder Hyperventilation – einen Asthmaanfall provozieren kann, und bedient sich vielleicht dieses Tricks, wenn

Hyperventilation = Steigerung der Atmung

es die Teilnahme an einer schweren Klassenarbeit umgehen oder irgendetwas anderes erreichen möchte. Dann müssen die Eltern konsequent bleiben und dem Kind klarmachen, dass sie sich durch solches Verhalten nicht unter Druck setzen lassen.

Informieren Sie auch Eltern von Freunden und sonstige Personen, bei denen Ihr Kind sich öfter aufhält, über sein Asthma.

Auch in der Schule sollte das asthmakranke Kind behandelt werden wie jedes andere Kind auch. Allerdings sollte der Lehrer über die Erkrankung informiert sein und auch wissen, was im Notfall zu tun ist. Eltern und Lehrer müssen Verständnis dafür haben, dass die Leistungsfähigkeit des Kindes bei einer Verschlechterung seines Asthmas vorübergehend beeinträchtigt sein kann, dürfen andererseits aber nicht zulassen, dass das Kind sein Asthma als Vorwand für schlechte schulische Leistungen benutzt – ein Balanceakt, der sicherlich nicht immer ganz einfach ist.

! Auf gar keinen Fall dürfen Eltern eines asthmakranken Kindes rauchen. Passiv rauchende Kinder haben nachweislich eine schlechtere Lungenfunktion und müssen häufiger wegen Atemnotanfällen ins Krankenhaus eingewiesen werden. Der Krankheitsverlauf ist bei ihnen insgesamt schwerer als bei Kindern, die keinem Zigarettenrauch ausgesetzt sind.

Auch Kinder können aktiv an ihrer Therapie mitwirken

Es ist sehr wichtig, das Kind schon möglichst früh zum eigenverantwortlichen Umgang mit seiner Krankheit zu erziehen. Es sollte lernen, seine Peak-Flow-Werte selbstständig zu messen, ein Asthma-Tagebuch zu führen, seine Medikamente regelmäßig und korrekt anzuwenden und Verschlechterungen seines Asthmas zu erkennen und den Eltern mitzuteilen.

Natürlich gilt auch hier der Grundsatz: Vertrauen ist gut – Kontrolle ist besser. Die Eltern müssen überprüfen, ob das Kind seine Medikamente – vor allem die inhalierbaren Kortikoide – regelmäßig in der vorgeschriebenen Dosis inhaliert; denn sonst werden wertvolle Behandlungschancen vertan. Sie müssen dem Kind klarmachen, dass sein Asthma sich durch eine konsequente Dauertherapie deutlich lindern und vielleicht sogar völlig heilen lässt. Wichtig ist auch,

Achten Sie darauf, dass Ihr Kind seine Notfallmedikamente immer bei sich hat!

Ihr Kind sollte immer einen Asthmapass bei sich tragen, in dem seine Personalien, seine Notfallmedikamente, die Telefonnummer des Arztes und seine Allergien vermerkt sind, damit ihm im Notfall auch ein Fremder rasch helfen kann.

Bei erblich belasteten Kindern ist das Risiko, an allergischem Asthma zu erkranken, erhöht. Durch entsprechende Vorsichtsmaßnahmen kann man jedoch vorbeugen.

Asthma bei Kindern: wie Eltern vorbeugen können

- Verzichten Sie aufs Rauchen – vor allem wenn in Ihrer Familie gehäuft Asthma und Allergien vorkommen. Passiv rauchende Kinder erkranken häufiger an Asthma als andere! Auch schwangere Frauen sollten nicht rauchen, da schon dies das Asthmarisiko des ungeborenen Kindes erhöht.
- Kinder aus erblich belasteten Familien sollten möglichst wenig mit Substanzen in Kontakt kommen, die bekanntermaßen eine Allergie auslösen können. Verzichten Sie auf Haustiere und richten Sie die Wohnung (vor allem das Kinderzimmer) möglichst „milbenfrei" ein!
- Achten Sie darauf, dass die Wohnung (insbesondere das Kinderzimmer) nicht zu feucht ist. Lüften Sie jeden Tag gründlich.
- Häufiger trockener Reizhusten und rasche Erschöpfung bei Anstrengungen können erste Hinweise darauf sein, dass Ihr Kind an Asthma leidet. Dann sollten Sie es ärztlich untersuchen lassen. Auf diese Weise kann frühzeitig mit der Behandlung begonnen werden, noch ehe der erste Asthmaanfall auftritt.

dass Sie den Verbrauch an kurz wirksamen $Beta_2$-Sympathomimetika kontrollieren. (Bei Pulverkapseln ist die Kontrolle besonders einfach – man kann dem Kind täglich eine bestimmte Ration zuteilen, die es nicht überschreiten darf.) Wenn das Kind sein Bedarfsmedikament zu häufig inhaliert, kann dies ein Hinweis darauf sein, dass sein Asthma sich verschlechtert hat. Dann ist dringend ein Arztbesuch und eine Umstellung der Therapie erforderlich.

Schwanger trotz Asthma?

Normalerweise ist Asthma kein Grund, auf Kinder zu verzichten. Nur Frauen mit schwerem Asthma, hohem Medikamentenbedarf und eventuell schon eingetretenen Folgeschäden (z. B. Herzschwäche) sollten nicht schwanger werden.

Bei manchen Frauen bessert sich aufgrund der hormonellen Veränderungen während der Schwangerschaft das Asthma.

Die Gefahr einer Verschlimmerung der asthmatischen Beschwerden während der Schwangerschaft ist glücklicherweise relativ gering: Bei etwa einem Drittel aller Schwangeren bessern sich die Beschwerden im Verlauf der Schwangerschaft, bei einem Drittel bleiben sie gleich, und lediglich bei einem Drittel tritt eine Verschlechterung ein. Das Risiko von Komplikationen ist nur geringfügig höher als bei nicht asthmakranken Schwangeren. Auch die Risiken für das ungeborene Kind sind bei asthmakranken Müttern nur minimal erhöht: Sie haben eine um zwei bis drei Prozent höhere Fehl- und Frühgeburtsrate.

Zum Glück sind auch die meisten Asthmamedikamente ohne jedes Risiko für das ungeborene Kind. $Beta_2$-Sympathomimetika können nur als Tabletten oder Injektion (und auch nur bei starker Überdosierung) eine wehenhemmende Wirkung entfalten; bei inhalierbaren Medikamenten besteht diese Gefahr nicht. Auch inhalative Kortikoide kann und soll die Schwangere bedenkenlos anwenden. Mit einem kleinen Risiko für das werdende Kind ist lediglich die Einnahme oraler Kortikoide verbunden: Bei höheren Dosen und längerfristiger Einnahme kann sein Geburtsgewicht niedriger liegen. Die gelegentliche Verabreichung oraler Kortikoide beim akuten Asthmaanfall ist jedoch völlig unbedenklich.

Bestimmte Antibiotika dürfen während der Schwangerschaft nicht eingenommen werden. Fragen Sie Ihren Arzt um Rat!

Für Schwangere besonders wichtig: eine konsequent durchgeführte medikamentöse Therapie!

Viel größer als das Risiko einer medikamentösen Asthmabehandlung während der Schwangerschaft ist die Gefahr für Mutter und Kind, wenn das Asthma nicht ausreichend behandelt wird. Denn dann kann es zu einem Sauerstoffmangel kommen, der für die Entwicklung des ungeborenen Kindes verhängnisvoll ist: Wachstumsverzögerungen, geringeres Geburtsgewicht und Frühgeburt können die Folge sein.

Aber auch für die Schwangere selbst ist ein schlecht eingestelltes Asthma keineswegs ohne Risiken: Es kann zu Bluthochdruck, Blutungen und Präeklampsie – einer gefährlichen Schwangerschaftskomplikation – führen. Eine schwangere Frau kann also keinen größeren Fehler begehen, als aus Angst vor Nebenwirkungen für das ungeborene Kind ihre Asthmamedikamente abzusetzen oder die Dosis eigenmächtig zu reduzieren. Dies kann gar nicht genug betont werden.

Natürlich hat das Kind einer Frau, die an allergischem Asthma leidet, ein erhöhtes Risiko, später einmal selbst an Asthma zu erkranken. Doch heutzutage sind die Behandlungsmöglichkeiten gerade bei asthmakranken Kindern so gut, dass dies kein Grund sein muss, auf Nachwuchs zu verzichten. Außerdem können Eltern vieles tun, um einer solchen Erkrankung bei ihrem Kind vorzubeugen.

! Falls ihre asthmatischen Beschwerden schlimmer werden, die medikamentöse Behandlung nicht oder nicht ausreichend wirkt oder die Kindsbewegungen abnehmen, sollte die Schwangere unbedingt sofort den Arzt aufsuchen oder sich ins Krankenhaus begeben.

Wichtig für Asthmatiker: die richtige Berufswahl

Für Asthmatiker und Allergiker ist es besonders wichtig, rechtzeitig darüber nachzudenken, welchen Beruf sie ergreifen möchten; denn bei ihnen ist die Berufswahl gleich in mehrerlei Hinsicht eingeschränkt: Sie müssen einen Beruf wählen, bei dem sie nicht mit Allergenen in Kontakt kommen und bei dem auch keine anderweitige Gefahr einer Verschlimmerung ihres Asthmas besteht. Außerdem müssen sie bei der Berufswahl ihrer eingeschränkten Leistungsfähigkeit Rechnung tragen.

Asthmatiker sollten sich schon mindestens ein Jahr vor Ausbildungsbeginn Gedanken über ihren künftigen Wunschberuf machen und anfangen, Informationen einzuholen.

Sich rechtzeitig vorher beraten zu lassen und Informationen über den Wunschberuf einzuholen, ist besser, als seine Ausbildung hinterher abbrechen zu müssen, weil man bestimmte Substanzen nicht verträgt oder der Beruf einen physisch überfordert. Berufsspezifische Auskünfte kann man beim Arbeitsamt, bei Berufsverbänden und -genossenschaften, Arbeitgeberverbänden, der Handwerks-, Landwirtschafts- oder Industrie- und Handelskammer einholen. Ärztlichen Rat im Hinblick auf die Berufswahl erteilt neben dem behandelnden Arzt auch der Arzt des Arbeitsamtes und der Betriebsarzt der künftigen Ausbildungsstelle. Bei Unsicherheit hinsichtlich der Allergenbelastung eines bestimmten Berufs kann man einen Allergologen zurate ziehen. Außerdem empfiehlt es sich, vor der Ausbildung ein Praktikum in seinem geplanten Beruf zu absolvieren, um festzustellen, ob man die Tätigkeit gesundheitlich gut verträgt.

Für Allergiker ungeeignete Berufe

- Bäcker, Müller, Verkäufer in einer Bäckerei (Mehlstäube, enzymhaltige Backmittel)
- Friseur (Shampoos, Färbe- und Bleichmittel und sonstige Chemikalien)
- Tierarzt, Tierpfleger, Verkäufer in der Tierhandlung (Tierhaare)
- Gärtner (Pollen, Schimmel)
- Landwirt (Pollen, Tierhaare)
- Bauarbeiter, Maler, Lackierer (Bauzement, Farben, Klebstoffe, Lacke usw.)
- Metallarbeiter (Öle, Schmierstoffe, Kühlmittel usw.)
- Foto- und Druckindustrie (Farbstoffe, Entwickler, Lösemittel usw.)
- Laborant, z. B. in Pharmaindustrie, Kunststoffindustrie, Arztpraxen, Kliniken (Kontakt mit zahlreichen Chemikalien)
- Textilindustrie (Wollstaub, Farbstoffe, Appreturen)
- Kaffeeindustrie (Kaffeestaub)

Grundsätzlich sollten Asthmatiker Berufe mit schwerer körperlicher Arbeit meiden – vor allem wenn sie unter schwerem Asthma leiden und ihre Lungenfunktion bereits eingeschränkt ist. Empfehlenswert sind Bürotätigkeit, pädagogische und soziale Berufe wie beispielsweise Lehrer oder Sozialarbeiter. Auch eine handwerkliche Tätigkeit ist geeignet, wenn der Patient dabei weder mit Allergenen noch mit Substanzen in Kontakt kommt, die die Atemwege reizen können. Diese Voraussetzung erfüllen beispielsweise Berufe wie Optiker, Fein- und Elektromechaniker.

Allergiker sollten in einer sauberen Umgebung arbeiten, die arm an Stäuben ist – der Beruf des Bäckers ist wegen der Mehlstaubbelastung ebenso ungünstig wie der des Schreiners, bei dem man ständig feine Holzstäube einatmet. Auch eine feuchte Umgebung (beispielsweise durch Dämpfe) und Berufe mit häufigem Temperaturwechsel sind für Asthmatiker nicht geeignet. Berufe, bei denen man häufig mit Tieren in Kontakt kommt, sind ebenfalls ungünstig, weil jemand, der ständig mit Tieren zu tun hat und ohnehin zu Allergien neigt, unter solchen Umständen leicht eine Tierhaarallergie entwicklen kann. Pollenallergiker müssen darauf achten, eine Tätigkeit zu wählen, bei der sie nicht gezwungen sind, häufig im Freien zu arbeiten.

Allergiker sollten sich vom Arzt einen Allergiepass ausstellen lassen, in dem alle Substanzen vermerkt sind, auf die sie allergisch reagieren, und diesen für den Notfall immer bei sich tragen.

Anerkennung von Asthma als Berufskrankheit

Wenn der begründete Verdacht besteht, dass Ihre Erkrankung durch berufsbedingte Einflüsse entstanden ist oder sich verschlimmert hat, besteht die Möglichkeit einer Anerkennung Ihres Asthmas als Berufskrankheit. In diesem Fall muss der Haus- oder Betriebsarzt dies bei der zuständigen Berufsgenossenschaft melden, die daraufhin Ihren Arbeitsplatz überprüfen und ein Gutachten erstellen lassen wird. Bei Berufskrankheiten besteht die Möglichkeit einer Umschulung oder (falls diese Maßnahme nicht aussichtsreich ist) einer vorzeitigen Berentung mit Zahlung eines Übergangsgeldes oder einer Entschädigung durch die Berufsgenossenschaft.

Reisen und Aufenthalte in Reha-Kliniken

Durch Urlaub in einem klimatisch günstigen, allergenarmen Gebiet lässt sich häufig eine vorübergehende Besserung der asthmatischen Beschwerden erzielen. Allerdings sollte sich der Urlaub über mindestens drei, besser noch vier Wochen erstrecken, da eine Besserung durch klimatische Einflüsse erst nach einer gewissen Zeit eintritt.

! Lassen Sie sich durch eine Besserung Ihrer Beschwerden im Urlaub nicht dazu verleiten, Ihre Medikamente abzusetzen! Das kann zu schweren Asthmaanfällen führen.

Fliegen ist für die meisten Asthmatiker kein Problem. Lediglich Patienten mit schwerem Asthma und ständiger Atemnot sollten vor einer Flugreise ihren Arzt (oder den ärztlichen Dienst der Fluggesellschaft) zurate ziehen. Wenn Sie zu plötzlichen schweren Asthmaanfällen neigen, sollten Sie von Flugreisen (insbesondere Langstreckenflügen) absehen, da das Risiko in einem solchen Fall zu groß ist.

! Vergessen Sie nicht, Ihre Notfallmedikamente ins Handgepäck zu stecken! Im Koffer nützen sie Ihnen nichts, wenn Sie während des Fluges einen Asthmaanfall bekommen. Nehmen Sie auch Injektionsampullen mit! Meist befindet sich unter den Passagieren ein Arzt, der Ihnen im Notfall Kortison injizieren kann.

Bevorzugen Sie warme, trockene Urlaubsländer! Feuchtes, kühles Klima ist für Asthmatiker ungünstig.

Reha-Aufenthalte können sich bei Asthma sehr positiv auswirken. Ihre Reha-Klinik sollte in einem klimatisch günstigen, allergenarmen Gebiet liegen und auf die Behandlung von Atemwegserkrankungen spezialisiert sein; Ihr Hausarzt oder ein Lungenfacharzt kann Sie bei der Wahl der richtigen Klinik beraten. Dort haben Sie meist auch die Möglichkeit, an einer Patientenschulung teilzunehmen und Atemgymnastik und Entspannungstechniken zu erlernen. Die Reha-Maßnahme muss beim Versicherungsträger beantragt werden, wozu Sie vom behandelnden Arzt einen Befundbericht benötigen.

Infektionen vermeiden

Atemwegsinfektionen führen bei Asthmatikern immer zu einer Verschlimmerung ihrer Beschwerden. Und leider sind gerade sie aufgrund ihrer überempfindlichen Bronchien besonders anfällig für solche Infekte. Eine Behandlung mit Antibiotika hilft nur gegen bakterielle Infektionen; doch die meisten Erkältungen und grippale Infekte sind Virusinfektionen, bei denen Antibiotika wirkungslos sind. Zum Glück gibt es jedoch zahlreiche Möglichkeiten der Vorbeugung.

Abhärtende Maßnahmen wie regelmäßige Saunabesuche (falls die feuchte, heiße Luft Ihre Atemwege nicht reizt) können bewirken, dass Sie seltener an Atemwegsinfektionen erkranken. Um das Risiko einer Ansteckung zu vermeiden, sollten Sie in Grippe- und Erkältungszeiten größere Menschenmengen meiden. Benutzen Sie statt Stofftaschentüchern (in denen sich die Krankheitserreger sammeln)

Papiertaschentücher, die Sie nach einmaliger Benutzung wegwerfen sollten. Handtücher, Waschlappen und Zahnbürsten müssen möglichst häufig gewechselt werden, damit sich keine Krankheitserreger darin ansiedeln können.

Für Risikopersonen, zu denen auch Asthmatiker zählen, ist es außerdem sinnvoll, sich gegen Grippe impfen zu lassen. Allerdings muss diese Impfung jedes Jahr im Herbst wiederholt werden, da der Impfschutz nur ein paar Monate anhält. Zwar lässt sich der Ausbruch der Grippe durch eine Schutzimpfung nur in 20 bis 40 % aller Fälle verhindern. Trotzdem lohnt sich die Impfung, weil die Grippe dadurch leichter verläuft.

Adressen, die weiterhelfen

Deutscher Allergie- und Asthmabund e.V. (DAAB)
Hindenburgstraße 110
41061 Mönchengladbach
Tel. 0 21 61-8 14 94 0
Fax: 0 21 61-8 14 94 30
E-Mail: info@daab.de
Internet: http://www.daab.de

Deutsche Atemwegsliga e.V.
Burgstraße 12
33175 Bad Lippspringe
Tel.: 0 52 52-93 36 15
Fax: 0 52 52-93 36 16
E-Mail: Atemwegsliga.U.Butt@t-online.de
Internet: http://www.atemwegsliga.de

Arbeitsgemeinschaft allergiekrankes Kind
Nassaustraße 32
35745 Herborn
Tel.: 0 27 72-9 28 70
Fax: 0 27 72-92 87 48
E-Mail: aak.team@aak.de
Internet: http://www.aak.de

Arbeitsgemeinschaft Asthmaschulung im Kindes- und Jugendalter e.V.
Iburger Straße 187
49082 Osnabrück
Tel.: 05 41-5 60 22 13
Fax: 05 41-5 60 21 07
E-Mail: hesseakos@uminfo.de

Patientenliga Atemwegserkrankungen e.V.
Wormser Straße 81
55276 Oppenheim
Tel.: 0 61 33-35 43
Fax: 0 61 33-20 24
E-Mail: patientenliga@pharmedico.de
Internet: http://patientenliga-atemweg.de

Kontaktbüro Arbeitsgemeinschaft Lungensport in Deutschland
Wormser Straße 81
55276 Oppenheim
Tel.: 06133-2023
Fax: 06133-2024
E-Mail: lungensport@onlinehome.de

Informationen zur Raucherentwöhnung:

Bundeszentrale für gesundheitliche Aufklärung
Ostmerheimer Straße 220
51109 Köln
Tel.: 0221-89920
Fax: 0221-8992257
E-Mail: order@bzga.de
Internet: http://www.bzga.de

Nichtraucher-Initiative Deutschland e.V.
Carl-von-Linde-Straße 11
85716 Unterschleißheim
Tel.: 089-3177 2856
Fax: 089-3174047
E-Mail: nid@nichtraucherschutz.de
Internet: http://www.nichtraucherschutz.de

Patienten-Rauchertelefon
Institut für Präventive Pneumologie
Klinikum Nürnberg Nord
Tel.: 0911-3982835
Mo–Fr 17–19 Uhr

Telefonische Pollenflug-Ansage:

Baden-Württemberg: 0190-115493
Bayern: 0190-115494
Berlin/Brandenburg: 0190-115487
Hamburg: 0190-115482
Hessen: 0190-115486
Mecklenburg-Vorpommern: 0190-115484
Niedersachsen/Bremen: 0190-115483
Nordrhein-Westfalen: 0190-115485
Rheinland-Pfalz: 0190-115492
Saarland: 0190-115491
Sachsen: 0190-115490
Sachsen-Anhalt: 0190-115488
Schleswig-Holstein: 0190-115481
Thüringen: 0190-115489

Register